JN156330

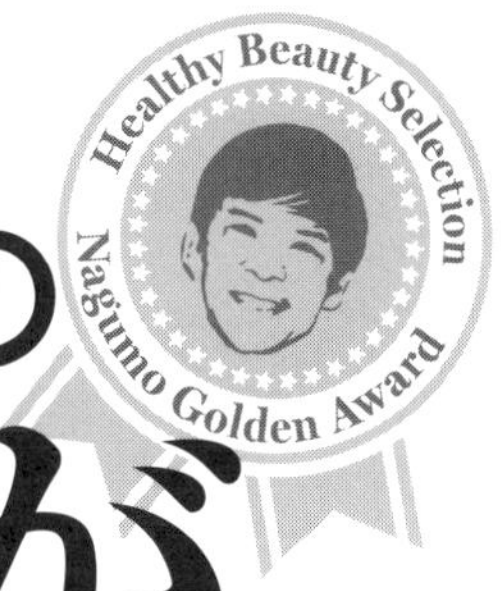

Dr.南雲のこれが本物だ!

食品から美容・家電まで

ナグモクリニック院長
南雲 吉則 著

WAVE出版

◎はじめに

私はがんの専門医です。

私が専門医になってわずか30年の間に、がん死亡率は倍増しました。それどころか、うつや糖尿病も増加し、心筋梗塞・脳卒中と合わせて「日本人の5大疾患」と呼ばれていま す。さらに認知症も増加し、現在25歳の方が65歳になるまでに、3人に1人が認知症になるといわれています。

その主な原因は「食の欧米化」です。

安くて美味しい食品を提供するために、さまざまな食品が工場で大量生産されるようになりました。消費者の購買意欲を刺激するために、糖質や化学調味料や悪い油が過度に使われています。品質や外観を維持するために、有害な添加物が加えられています。便利さと引き替えに、多くの健康被害を生んでいるのです。

この負の連鎖を断ち切るためには、消費者と生産者が一体となって、有害な製品を「買わない・売らない・つくらない」の**「3ない運動」**を進めることが必要です。ただし、不買運動だけでは消費が停滞してしまいます。健康と環境によい製品を推奨するシステムも必要です。

国際的には「モンドセレクション」があります。ベルギーに本拠地を持つこの認証機構は、美容と健康に関する製品の技術水準を審査し、認証を与えています。

しかし､そこには医学的には有害と思われる製品がかなり含まれているにもかかわらず、出品の9割以上がアワードを獲得しています。それでは、消費者は、モンドセレクションのメダルがパッケージに印刷されていれば体によいものと、誤認してしまうのではないでしょうか。

そこで私は今回、医学的に美容と健康に有用・有益で、**「これが本物だ！」**と自信をもって勧められる製品の認証を行うことにしました。名付けて**「ナグモゴールデンアワード」**。

認証の基準は、がん死亡者数を30年間で半減させることを目的とし、がんにならないための食事と生活術を学ぶ**一般社団法人命の食事**が提唱する、次の3条件を満たしているものです。

①低糖質で完全栄養、高ポリフェノール
②油は体に悪いオメガ6やトランス脂肪酸でなくオメガ3
③塩分や化学調味料を減らした発酵食品

そして医者の私自身が使用して、24ページにある**「3・3・3の法則」**に照らし、安全性・有効性・持続性が認められたものです。

読者のみなさんが日頃探し求めていたさまざまな製品が、ここに掲載されています。みなさんの健康と美の増進のお役に立てることでしょう。

さらに、この本がきっかけとなって、メーカーが単に「おいしい」「便利」なだけでなく、体にも環境にもよい製品を開発してくれることを心から願っています。

2018年7月

南雲 吉則

Dr.南雲の　これが本物だ！　目次

プロローグ

【ナグモゴールデンアワード】はこうして選ばれた

★第1章

食品部門アワード

第2章 菓子・飲料部門アワード

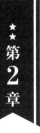

第3章

健康&美容食品・用品部門アワード

★★★★ 第4章

日用品・家電部門アワード

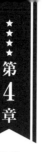

執筆協力……土屋裕美
ブックデザイン…トヨハラフミオ(As制作室)
DTP……NOAH
編集……大石聡子(WAVE出版)

プロローグ

【ナグモゴールデンアワード】はこうして選ばれた

がんはどうしてかかるの？

私はがん専門医として、「がんの早期発見・早期治療が大切である」と、みなさんに説いてきました。毎年、当院に来院する患者さんの数が増えるたびに、私の医療が多くの方に受け入れられているのだ、と確認してきました。

そして3年前に還暦を迎えたのを期に、あらためてわが国のがん医療の現状を振り返ってみて、愕然としました。がん死亡率は減るどころか倍増して、戦前の結核死亡率を超えていたのです。今や2人に1人が、がんになる時代になってしまいました。このままでは、あと30年たったら全員ががんになる時代になってしまいます。

今なら、がん死亡率を30年前のレベルにまで引き下げられるかもしれません。

そこで、どんながんが増えているのか調べてみると、いくつかの傾向が見てとれました。「減っているがん」「上半身のがん」「増えているがん」があることです。

減っているがんは、胃がん、肝臓がん、子宮頸がんです。共通するのは「感染症」です。

胃がんはピロリ菌、肝臓がんは肝炎ウイルス、子宮頚がんはヒトパピローマウイルスです。現在は衛生状態がよくなったので、これらのがんは減りつつあるのです。

上半身のがんには、肺がん、食道がん、咽頭喉頭がんなどがあります。これらの原因はタバコです。男性の喫煙率は、かつて83％だったのが現在では33％までに落ちています。

増えているがんは、乳がん、前立腺がん、卵巣がん、子宮体がん。これらの臓器はホルモンに影響されています。ホルモンの原料はコレステロールです。血中のコレステロールが増えるのは、肥満や暴飲暴食が原因です。

大腸がんも増えています。これは腸内環境が悪化していることが原因です。野菜や発酵食品の摂取量が減ると、悪玉菌が繁殖して腸内が腐敗状態になります。腐敗は腸炎を、腸炎は大腸ポリープを、ポリープは大腸がんを引き起こします。つまりこれらのがんは食生活によるものなのです。

がんを原因別に見ると、感染症が10％、タバコが30％なのに対して、食生活は35％を占めています。

今、がん死亡率を減らすために最も大切なのは、**食生活の改善**なのです。

5大疾患の原因＝「間違った食生活」を見直そう

がん死亡率を減らすためには、食生活をどのように改善すればいいのでしょうか。

それは、メタボリックシンドロームを減らせばいいのです。

メタボの診断基準は、「太いウエスト」「高血糖」「高脂血症」「高血圧」の4条件です。、太いウエストはカロリー、高血糖は糖質、高脂血症は油脂、高血圧は塩分のとりすぎといわれています。

それでは、このカロリー・糖質、油脂、塩分について、順番に検証してみましょう。

①カロリー・糖質

まずカロリーですが、糖質とタンパク質はどちらも1グラム4キロカロリー。脂肪は倍以上の9キロカロリーです。では脂肪が一番太るのかというと、じつはそうではありません。タンパク質は脂肪に変化しないので、いくら食べても太りません。脂肪も単独でとれば、脂肪細胞中のホルモン感受性リパーゼ（ＨＳＬ）が働いて脂肪を分解するので痩せます。

しかし糖質をとると、脂肪細胞表面の糖輸送体（GLUT）が働いて、糖質を脂肪細胞中に運び、脂肪に変えるので太るのです。

肥満の原因は、摂取カロリーの多さではなく、〝糖質摂取〟だったのです。

また糖質は、血管内皮細胞のコラーゲンと結びついて、終末糖化産物（AGE）という頑固なコゲとなり動脈硬化を生じさせ、心筋梗塞・脳梗塞の原因となります。

さらに、がん細胞は糖質を栄養にして発育します。そのため「白物5品目」と呼ばれる白米・パン・麺・砂糖・小麦粉でつくった菓子や、ポテトのような精製した糖質はなるべくとらないほうがいいでしょう。

そして、じつは果物も、皮をむいてしまったら糖質の固まりです。しかし、果物や穀物の皮に含まれるポリフェノールには、抗酸化作用・抗菌作用・創傷治癒作用があります。また、丸ごと食べる穀物や小魚は、私たちの体の維持に必要なすべての栄養素を含んでいる「完全栄養」です。

私が主宰する「命の食事プロジェクト」では、低糖質・完全栄養・高ポリフェノールを推奨しています。

②油脂

通常、植物油脂と表示してある**「オメガ6オイル」**は、炎症作用と凝固作用によって、がんや心筋梗塞・脳梗塞の原因となります。これを加熱すると過酸化脂質になり、体を酸化させます。また、これに水素を添加したトランス脂肪酸は、体細胞やホルモンに入り込み、機能異常をきたします。

これに対して**「オメガ3オイル」**は、抗炎症作用によってアレルギーやがんを抑制し、抗凝固作用によって心筋梗塞・脳梗塞を予防します。

詳しくは46ページをご覧ください。

③塩分

塩は体に必要な栄養素ですが、食材に含まれている塩分で十分です。塩分のとりすぎは高血圧をきたし、心筋梗塞・脳卒中の原因になります。また、がんは周囲に広がるため、塩分を必要とします。**改善するには、食事での「減塩」が必要です。**40年前から減塩運動に取り組んでいる長野県は、過去22年間連続して全国のがんの死亡率の低さナンバーワンという結果を残していることを見てもよくわかります。

食塩（塩化ナトリウム）は我慢できても、我慢できないのがグルタミン酸ナトリウム、つまり化学調味料です。これは「うまみ調味料」と名前を変えてほとんどの食品に添加されています。興奮性の神経伝達物質なので、かんたんに依存症になります。

では、うまみ調味料の代わりに何を使えばいいのでしょう。それは**「発酵調味料」**です。菌が生きているものは、プロバイオティクスといって腸内環境を改善します。またタンパク質やでんぷんの分解酵素によって、うまみや甘味が倍増します。

肥満・糖尿病、がん、心筋梗塞・脳梗塞を予防するための食事が「命の食事」なのです。**「命の食事の3原則」**は次のとおりです。

①低糖質で完全栄養・高ポリフェノールをとる
②悪い油（サラダ油、遺伝子組み換えの油、トランス脂肪酸）を減らしオメガ3をとる
③食塩や化学調味料を減らし、発酵食品をとる

この3つを押さえたうえで、散歩や、私が提唱している南雲体操（『南雲体操で体が10歳若返る！』宝島社）などの有酸素運動＝運動療法を取り入れていくことが、5大疾患を減らす有効な手段となります。

すべすべ肌とくびれたウエストを手に入れたい！

メタボや5大疾患といっても、

「私は健康診断で医者から注意されなかったので、まだまだ大丈夫」

と思っている人は多いでしょう。

でも、みなさんは日頃、顔や体に吹き出物ができたり、肌が荒れたり、シワやシミができたりして、悩むことはありませんか？

私たちの皮膚と粘膜は外界とのバリアで、互いに密接な関係にあります。たとえば腸が荒れれば、肌にさまざまな吹き出物ができたり、シワやシミやタルミといった老化現象が生じます。

つまり、肌が荒れているときは、腸の粘膜にも炎症が起きているということです。炎症はポリープに、ポリープはがんに変化していきます。

すべすべした肌やくびれたウエストは、これまで美容の観点から注目することがほとんどだったと思いますが、病にかからない若々しい健康な体づくりのためにも、不可欠な条件なのです。

じつは何を隠そう、この私も、30代のころは自他ともに認めるメタボ体型でした。そこで、さまざまな健康法を編み出し、多くの著書やメディアを通じて紹介してきました。しかし60歳を過ぎると、健康ですべすべした肌やくびれたウエストは、なかなか維持できなくなります。

そこで前述（21ページ）の**「命の食事の3原則」**に沿って〝間違った食生活〟を改善し、誰もがいつでも手に入れられる市販品の中から、多くの人の体に有効なものを、医師として推奨していくことにしたのです。

それが**「命の食事プロジェクト」**の発足や、このプロジェクトが主催する**《ナグモゴールデンアワード》**の選定につながったのです。

「3・3・3の法則」ですべて自分に試してみた

みなさんに紹介する**《ナグモゴールデンアワード》**は、ごく普通に売られているさまざまな製品を私自身が試し、その安全性・有効性・持続性を医師として確認し、**「これは本物だ！」**と自信をもってお勧めするものです。

その認定基準は、次の**「3・3・3の法則」**です。

①3日間試してみて体の不調を感じたら――「安全性」に問題がある

知人から酵素が体にいいといわれて、数十種類の野菜や果実を熟成・発酵させたという酵素飲料を試したことがあります。一口飲んだところ、ものすごく甘く、血糖値が一気に上がって頭が痛くなり、しばらくすると反応性の低血糖を起こし、冷や汗をかいて手の震えが止まらなくなりました。いくら健康にいいといわれても、試して3日以内に体調不良を感じたら、危険なのですぐにやめてください。

②使用して3週間たっても変化がなければ――「有効性」に問題がある

新しもの好きの私は、話題の健康食品やサプリメントはなんでも試してみます。以前、話題の水素水や水素サプリメントを試してみましたが、3週間続けてもなんの変化もあらわれませんでした。3週間以内に有効性が体感できない場合は中止すべきです。

③3カ月以上続けられるものでなければ――「持続性」に問題がある

ぶら下がり健康器具や超音波洗顔器が大ブームになったことがありましたが、実際に今でも続けている人はあまりいないでしょう。安全性や有効性に問題がなかったとしても、3カ月続かないようなものは失格です。

本書で《ナグモンドセレクション》アワードとして紹介するエゴマオイルやごぼう茶などの品々は、私が実際に試してみて、安全性に問題がなく、有効性がすぐにあらわれ、3カ月を過ぎた今でもやめられないものです。

〝自分〟にとって外せない製品――それこそが「本物!」なのです。

どのようにランク付けしたのか？

今回の《ナグモゴールデンアワード》では、次のランクを設けました。

《アワード》……「本物」と認定した商品
《準アワード》…基本的にはよい商品だが、まだ改善の余地があるもの
《推奨商品》……現時点ではアワード認定まではいかないが、これから期待できるもの

このセレクションの中には、通信販売限定の商品や、市場に出てはいても特定のお店でしか手に入りにくいものもあります。これは、いくら体によくても知名度が低いものは手に入れにくいという、日本の市場の由々しき実状です。

とはいえ、直販限定品以外の商品については、本書を読んで「本物」を求めるみなさんが、いつも利用しているお店で「この商品はありませんか？」と注文し続けてくださるこ

とで、状況は変わっていくはずです。

これらの商品が普及し、ひいては5大疾患のない、人々が健やかに暮らしていける社会をつくること。それこそが、予防医学を目的とした《ナグモゴールデンアワード》を立ち上げた、私の願いです。

★第1章

食品部門アワード

Healthy Beauty Selection
調味料
アワード
★★★
Nagumo Golden Award

恒順香醋《こうじゅんこうず》8年熟成【日本恒順㈱】

サラダに何をかけるのか？

みなさんは、サラダに市販のドレッシングをかけますよね。あれは、砂糖、塩、化学調味料、サラダ油という間違った食材のオンパレードです。

砂糖には糖毒性があり、がんのエサになります。塩は高血圧やがんの増殖の原因。化学調味料は興奮性の神経伝達物質で、依存性があります。オメガ6のサラダ油は、炎症作用でがんや糖尿病を、凝固作用で心筋梗塞・脳梗塞を起こします。

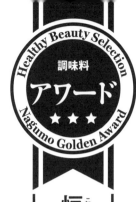

では、サラダには何をかければいいのか。私はおいしい酢をかけます。米を麹で発酵させると甘酒になり、甘酒に酵母菌（イースト菌）を入れるとアルコールになり、アルコールに酢酸菌が入ると酢になります。つまり、酢は3度の発酵を経ることで、さまざまな菌

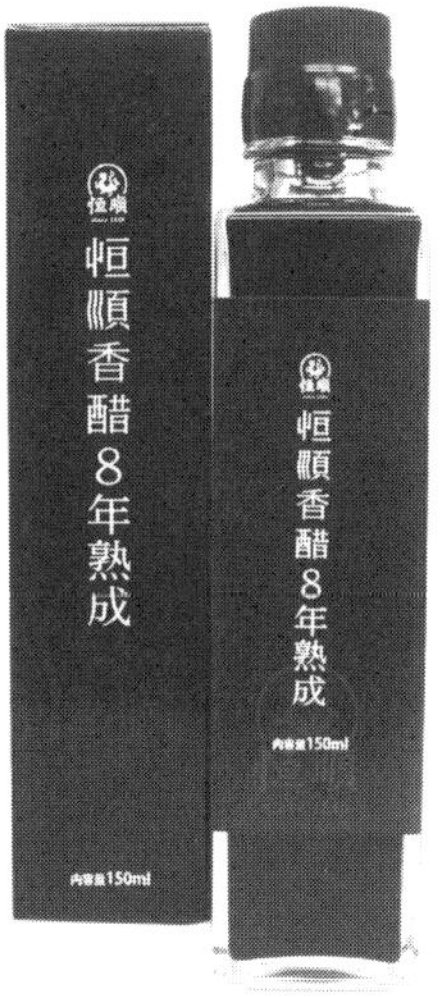

恒順香醋８年熟成

の酵素を含んでいるのです。

ですから化学調味料や砂糖の代わりに、酢でサラダを採めば、でんぷんは糖になり、タンパク質がアミノ酸になって、甘味とうまみが増すのです。

調味料を発酵調味料に替える

サラダに普通の酢をかけると、酢は揮発性なのでむせてしまいます。そこでフランス料理では、酢と砂糖を鍋に入れて熱して酢を飛ばし、糖とアミノ酸を反応させて黒酢のようにします。この反応を「メイラード反応」、できあがったものを「ガストリック」といいます。

毎回、これをつくるのは面倒ですよね。

そんなときは、バルサミコ酢を使ってください。とくに伝統的なアチェート・バルサミコ・トラディショナーレは、えもいわれぬ芳醇な香りです。しかし12年以上の熟成が必要で、大変高価なものです。ただ、ちまたに出回っているものは、ときにはがっかりするほど安物もあります。

そんなときに、私は**恒順香醋8年熟成**に出合いました。この酢は元来、中国の皇帝しか食せなかった伝統の酢で、古来の製法が400年以上守り続けられています。原材料のもち米を壺の中で熱を加えずに発酵させたものを8年間熟成させる製法は、まさに東洋のバルサミコ酢で、無形文化財に指定されています。

私は日頃、香醋と後述するオメガ3オイルをサラダにかけて愛用しています。8年間の熟成によって日本の酢のようにむせることなく、芳醇な香りとコクをもっています。

私はあらゆる調理で、砂糖や塩や醤油の代わりに使っています。

なるほど

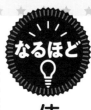

使いたい発酵調味料

日本の家庭料理の調味料「さ・し・す・せ・そ」のうち、「さ・し」の砂糖、塩、そして化学調味料を次々と足していくと、元の味がわからなくなっていきます。これを**「添加型の調理」**といいます。その害については前述したとおりです。

一方、「す・せ・そ」は、人類の調理の歴史で発酵を用いてきたものです。発酵といえば、野菜は乳酸菌で漬け物に、動物の乳は乳酸菌でヨーグルトに、米は麹菌と酵母菌でどぶろくに、豆は納豆菌で納豆に、豆に麹菌や塩などを入れればしょう油や味噌になります。

こうした発酵調味料に魚や肉を漬けて保存すると、タンパク質が分解されてアミノ酸になり、うまみがでます。これを**「誘導型の調理」**というのです。

Healthy Beauty Selection
調味料
アワード
★★★
Nagumo Golden Award

坂元のくろず

【坂元醸造㈱】

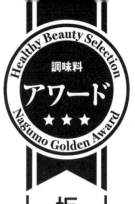

坂元のくろずも、前項と同じく発酵食品の調味料として私が「本物」とお勧めできるものです。坂元は黒酢で有名ですね。黒酢は鹿児島県霧島市福山町で、江戸時代後期から壺を使用した伝統的な製法でつくり続けている米酢です。１９７５年に坂元醸造の坂元昭夫氏が「くろず（黒酢）」と命名しました。

黒酢とは、米か、それに小麦や大麦を加えたものだけを使用したもので、発酵・熟成によって褐色や黒褐色になったものをいいます。

畑に並べられた大きな壺の中で、1年から3年かけて発酵・熟成させてつくっています。南国で野ざらしになっているわけですから、熱によって発酵も進むでしょうし、糖質とアミノ酸が前述のメイラード反応によって黒褐色に変化していくのです。

日本の一般的な酢は熟成度が浅いので揮発しやすく、料理にかけてすすると、むせてし

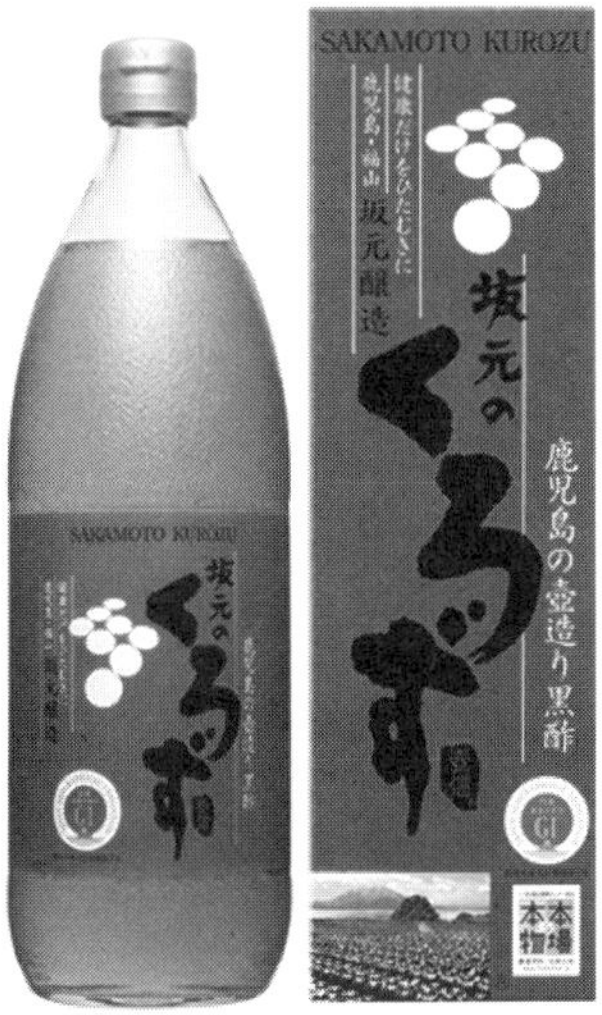

坂元のくろず

まいます。そこで通常は、だしや酒と一緒に火にかけて酢を揮発させ、三杯酢にして使います。フランスのガストリックと同じ考えですね。

しかし、手間がかかるために酢の物は敬遠されて、今は化学調味料入りのポン酢が多用されています。また日本の酢は半分以上が、薄めて健康飲料として飲まれているようです。

最近は炭酸水がブームですが、私は湯上がりの1杯は、黒酢と同じ発酵食品のリンゴ酢を炭酸水に垂らしてシャンペンの代わりに飲んでいます。

黒酢は、煮込み料理に甘味を加えたり、料理に照りを加えるのにも使えます。

Healthy Beauty Selection
調味料
アワード
★★★
Nagumo Golden Award

信州青木 生の生（赤）

【㈱マルモ青木味噌醤油醸造場】

味噌は発酵調味料として、さまざまな料理に使われてきました。蒸した大豆に塩と麹を加え、大豆タンパクを分解してつくられる味噌は、タンパク源として重宝するのです。食事が欧米化し、味噌汁を飲む家庭が少なくなりましたが、大腸の働きをよくするだけでなく、がんや脳卒中などの予防に効くという研究発表もあるので、毎日積極的にとっていきたいものです。

しかし、市販の味噌はうまみを出すために化学調味料を加えてあるものが多く、また品質を保持するために火入れをして麹菌を殺してしまっているものも少なくありません。そこで、味噌を手作りすることをお勧めします。煮大豆か蒸し大豆と米麹を2対1の割合で用意し、小さじ1杯の塩と一緒にミキサーにかけます。ヨーグルトメーカーに入れて50℃で12時間置けばできあがり。冷所に保存します。

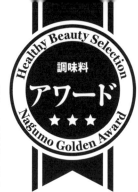

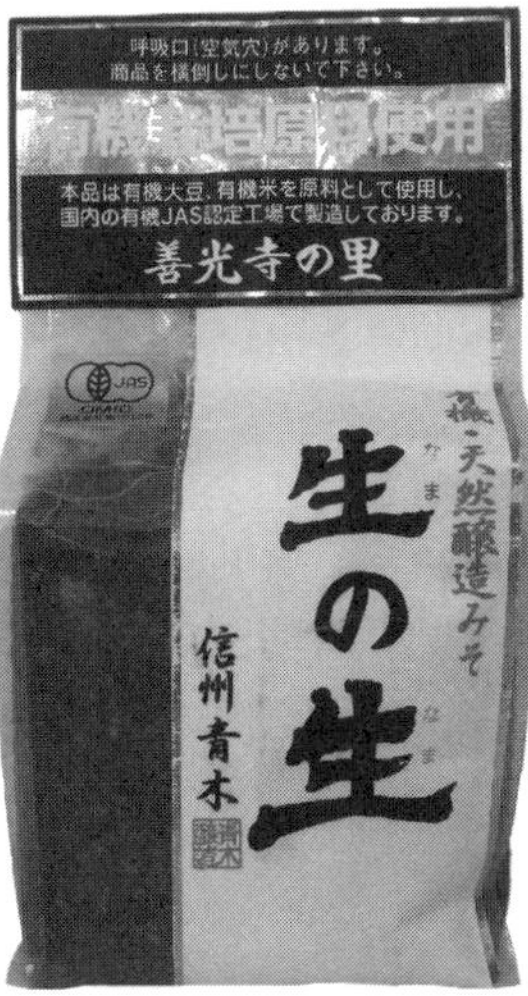

信州青木 生の生(赤)

自分でつくるのが面倒なら、生きた味噌を買いましょう。アワードに選んだ**信州青木 生の生（赤）**は、産地が明確な有機大豆と有機米を１００％使って天然醸造した、安心・安全な商品。一般的な味噌より熟成時間が長く、風味が豊かです。

パッケージには、生きた味噌が呼吸できるように、空気穴がついています。そんな「おいしい味噌を新鮮なまま食べてもらいたい」という、生産者の細かな心遣いも、アワード選定の大きな理由です。

味噌汁にしたり、野菜のディップにしたりするほかに、魚や肉を漬けて保存すると、タンパク質をアミノ酸に変えて、うまみを引き出してくれます。

Healthy Beauty Selection
調味料
アワード
★★★
Nagumo Golden Award

甘酒酵素水の素
【㈱Ferment life】

甘酒は「飲む点滴」といわれて、今や大変な人気です。

しかし甘酒は、米に含まれるでんぷんを、米麹のアミラーゼという酵素によって分解してブドウ糖に変えたもの。砂糖水をそのままゴクゴク飲んでいるのと同じで、とても危ない飲み物です。そのまま飲んでいると、肥満・糖尿病、動脈硬化による心筋梗塞・脳梗塞、そしてがんのもとになります。

ただ、その甘酒にわずか小さじ1杯のあるものを入れるだけで、スーパーフードに変えることができるのです。それが乳酸菌です。

乳酸菌を入れて甘酒をヨーグルト状にしたものを「甘酒酵素水」といいます。

甘酒酵素水には次のような効果があるので、ぜひ試してもらいたい飲み物です。

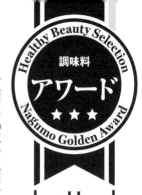

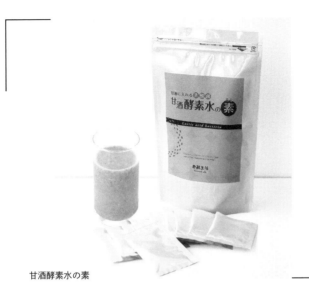

甘酒酵素水の素

①プロバイオティクス

腸内に悪玉菌が繁殖すると腸炎を、腸炎は腸ポリープを、腸ポリープは大腸がんを引き起こします。また腸炎は、アレルギー、便通異常、消化吸収障害を起こします。

しかし、毎日コップ1杯の甘酒酵素水を飲むだけで、善玉菌が腸まで届いて腸内環境を整え、体調がよくなります。

②バイオジェニックス

死んだ菌の菌体成分が小腸のリンパ系を刺激して免疫力を高めます。

③調味料の代わり

肉や魚を甘酒酵素水に漬けておくと、雑菌が繁殖せず、長期間保存でき、うまみが増します。また、煮物にふりかけると、酵素によってうまみと甘味が増します。

今回アワードに選ばれた**甘酒酵素水の素**は、千種類以上の乳酸菌の中から、味や発酵しやすさという点でもっとも優れた乳酸菌を用いています。

そのまま飲むよりも、無調整豆乳1リットルに甘酒酵素水の素を1包入れて、ヨーグルトメーカーを使って37℃に設定し12時間置いておくと、豆乳ヨーグルトができます。こうすると乳酸菌の数が莫大に増えます。

この甘酒酵素水のつくり方を次にまとめておきますので、試してみてください。

なるほど

甘酒酵素水のつくり方

〈材料〉　雑穀玄米（64ページ参照）1カップ、米麹100g、甘酒酵素水の素1包
冷蔵庫で冷やしたミネラルウォーター500ml

〈用意するもの〉　炊飯器、ミキサー（166ページ参照）
ヨーグルトメーカー（162ページ参照）

〈つくり方〉
①雑穀玄米を炊飯器で予約炊きする。半日水につけておくと発芽に近づき、外皮が破れて発酵しやすくなる。
②炊きあがった雑穀玄米、米麹、ミネラルウォーター、甘酒酵素水の素の順にミキサーに入れ、粒が細かくなるまでミキサーにかける。
③ヨーグルトメーカーの容器に入れ、ふたをして37℃12時間にセットする。
④甘酸っぱくなっていたら、からのペットボトルに移して室温で保存する。

Healthy Beauty Selection
調味料
アワード
★★★
Nagumo Golden Award

メグデュカ

【㈱メグカンパニー】

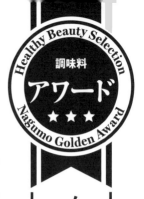

デュカはエジプト料理に使われる調味料で、「突き砕く」というアラビア語に由来します。その名の通り、スパイスとナッツを細かく砕いたもので、料理やサラダにかけたり、パンに付けたりして食べます。

ナッツやシードを丸のまま使用しているので完全栄養。果皮にはポリフェノールが豊富に含まれています。高脂肪・高タンパク質の低脂肪食で、いろいろな薬効のあるスパイスを使用しています。

基本的な構成物はゴマ、クミン、コリアンダー、塩、コショウで、家庭によってそのバラエティさは広がります。

今回紹介する**メグデュカ**は、北海道の産物や自然のライフスタイルに沿ったものづくりに取り組んでいるメグカンパニーがプロデュースしたもの。ナッツ類（アーモンド、クル

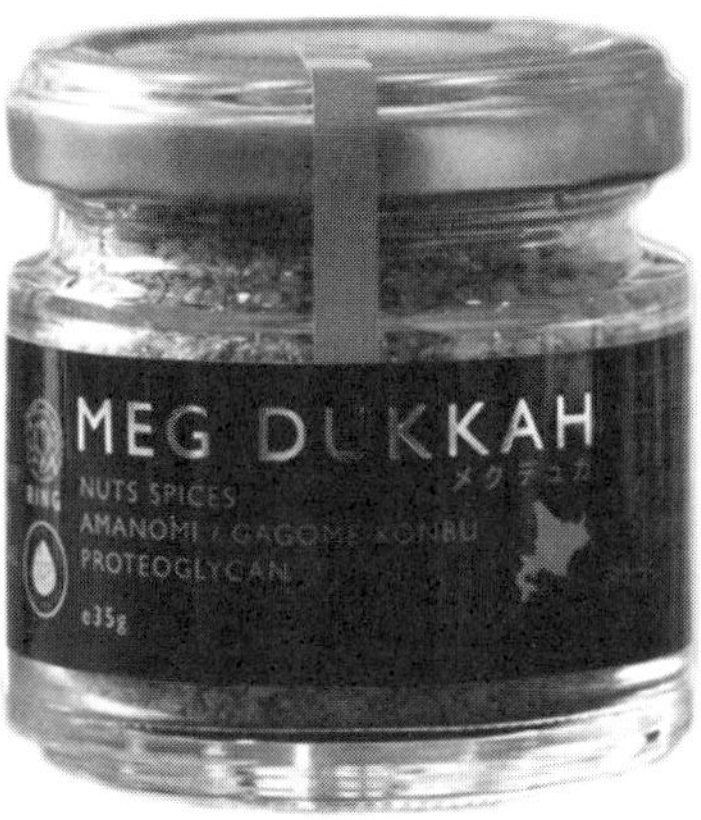

メグデュカ

ミ、カシューナッツ）はすべて素焼きをして使っています。これに混ぜてある亜麻の実にはオメガ3オイル、ガゴメコンブにはフコイダンが豊富に含まれ、秋鮭の鼻軟骨からとれるプロテオグリカンにはヒアルロン酸の1・5倍の保水力があります。

そして、食材の味を引き出すために、化学調味料や保存料は一切使っていません。

カレー好きの日本人の味覚に合うことは間違いありません。カレーは漢方薬同様、数々の生薬をミックスした健康食品です。同様にメグデュカは調味料としてだけではなく、健康食品としても食べてください。

Healthy Beauty Selection

調味料

アワード

★★★

Nagumo Golden Award

しおナイン

【トイメディカル㈱】

料理の塩加減のことを「塩梅《あんばい》」といいます。体調のことも「塩梅」といいます。塩分はとり方ひとつで体調を左右するのです。

自然界のライオンは、肉を食べるときに塩をくれとはいいません。シマウマが草を食べるときに、ドレッシングをくれとはいいません。同じように、ベビーフードをつくるときに塩は入れません。素材の中に含まれている塩分で十分なのです。

厚生労働省は1日の塩分必要量を1・5グラムといっています。ところが、私たちがそばやラーメンの汁を全部飲み干したら、10～15グラムもあるのです。

塩の過剰な摂取は高血圧の元となり、血管を傷付けて動脈硬化を招き、さらに動脈硬化は心筋梗塞・脳梗塞を引き起こします。

がんは酸性環境で成長します。ナトリウムを取り込んで水素（プロトン）を放出するこ

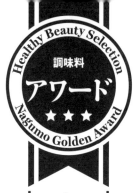

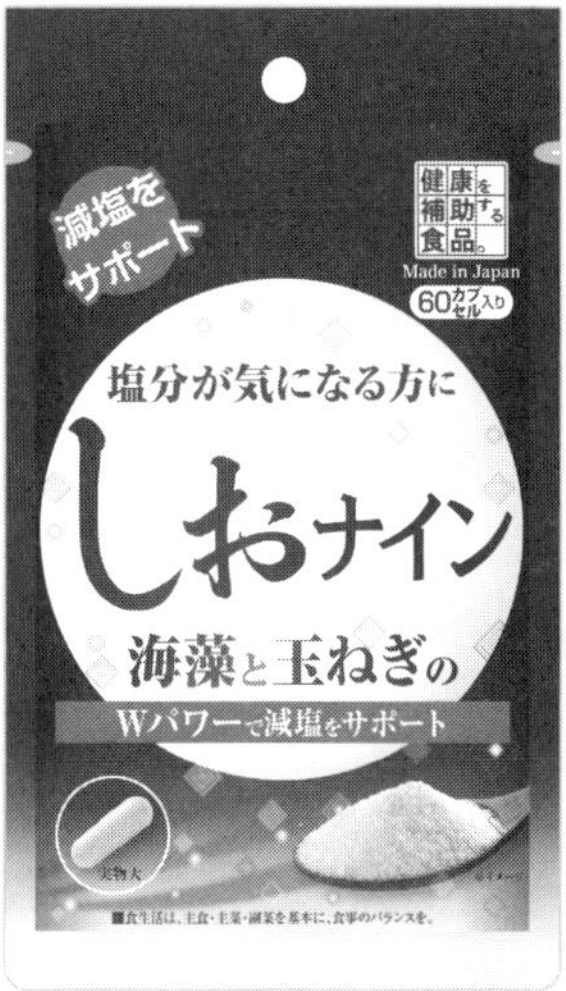

しおナイン

とによって、周囲環境を酸性にして広がっていくのです。これを「ナトリウム‐プロトンポンプ」といいます。

味の濃いおかずに慣れてしまうと、減塩はなかなかできません。しかし、ついうっかり塩分をとりすぎてしまったときには、いい方法があります。

塩分が消化管から吸収される前に、その塩分を食物繊維に吸着させて体外に排出すればいいのです。それがトイメディカルの**しおナイン**です。

塩分計で計測した塩水にしおナインを混ぜて再計測してみたところ、塩分濃度が驚くほど低下しました。私はこれを携帯して、外食のときは必ず飲むことにしています。

なるほど

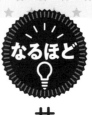

サラダ油があぶないワケ

最近はオイルブームで、さまざまな商品が紹介されています。でも、どのオイルをどのように使ったらいいのか迷っていませんか？　わかりやすい解説をしましょう。

オイルには「不飽和脂肪酸」と「飽和脂肪酸」があり、砂と石の関係に似ています。どちらも成分は一緒ですが、砂は結合が不飽和なので流動体で酸化しやすく、石は結合が飽和しているので固体で酸化しにくいのです。

同じように、**不飽和脂肪酸**は流動体で「油」と書き、熱に弱く酸化しやすい。**飽和脂肪酸**は固体で「脂」と書き、熱に強く酸化しにくい。あわせて「油脂」といいます。

変温動物の魚の油脂は、血管の中が固まらないように、不飽和脂肪酸の中でも一番固まりにくいオメガ3オイルです。逆に、牛や豚のように体温が高い動物の油脂は、体内で酸化しないように、熱に強い飽和脂肪酸で、室温で固体のラードやバターとなります。

植物では、まず熱帯の炎天下に生えているヤシの木のココナッツオイルは、酸化して枯れてしまわないように、飽和脂肪酸で熱に強く酸化しにくい固体です。次に、温暖な地中海地方に生えているオリーブのオイルは、不飽和脂肪酸の中では一番熱に強いオメガ9です。さらに、やや寒い温帯地方に生えている菜種・紅花・ヒマワリ・ごま・米・大豆・トウモロコシ・グレープシード・綿実の油脂は、熱に弱いオメガ6オイルで、サラダ油と総称されています。最後に、寒帯に生えているシソ科のエゴマ、アマニのオイルは、熱に弱いのですが固まりにくいオメガ3オイルです。

これで、どの料理にどのオイルを使えばいいかわかりますね。熱い料理には暑い地方のココナッツオイルや体温の高い動物のラードやバターを、冷たい料理には寒い地方のエゴマ油やアマニ油を使います。

みなさんが揚げ物やドレッシングなどで使っているオメガ6のサラダ油は炎症作用や凝固作用によって、アレルギー、糖尿病、がん、心筋梗塞、脳梗塞を引き起こします。成分表に「植物油脂」と書いてあったらサラダ油が使われているので要注意です。

Healthy Beauty Selection
油脂
アワード
★★★
Nagumo Golden Award

有機えごま油

【㈱味とサイエンス】

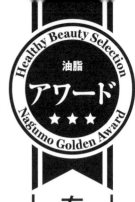

サラダ油のほとんどは、オメガ6オイルが主成分。これは、体内でアラキドン酸となり、炎症作用でがんや糖尿病やうつ病を、凝固作用で心筋梗塞や脳梗塞を引き起こします。まさに日本の5大疾患の原因のほとんどがサラダ油といってもいいでしょう。

その作用を打ち消してくれるのが、今話題のオメガ3オイルのα－リノレン酸です。これは体内でEPA（エイコサペンタエン酸）に変化し、抗炎症作用と抗凝固作用によって、それらの病気を防いでくれるのです。そのEPAはDHA（ドコサヘキサエン酸）に変化して脳細胞や網膜細胞、精液をつくるので、学力アップ、視力アップ、精力アップの効果があります。

このオメガ3をもっとも含んでいるのがエゴマオイル。厚生労働省は1日2～2・5グラムの摂取を奨励していますが、オメガ6のサラダ油のとりすぎによる害毒を洗い流すた

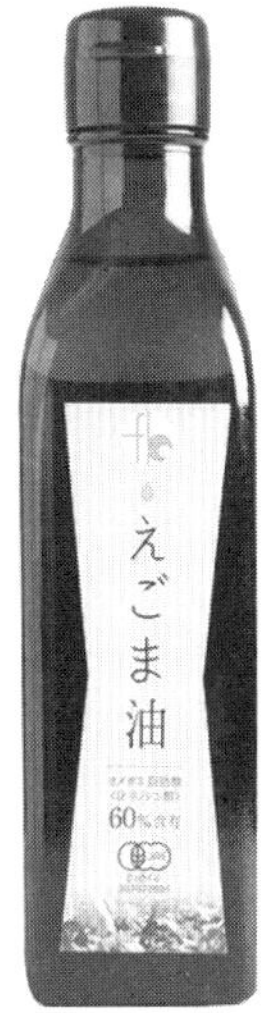

有機えごま油

めには1日5グラムがお勧めです。納豆、味噌汁には食べる直前に、野菜、果物にはドレッシングとしてかけてもおいしいです。

また、朝起きたら、エゴマオイルで口をすすいでください。口がネバネバして息が臭いのは歯周病のヤニです。ヤニは「脂」と書くように脂汚れ。脂汚れは水ではとれないので、油で落とすのです。

手の平のくぼみがちょうど5グラムなので、この**有機えごま油**を手に取って口に含んで10分間口をすすぎます。口の中のネバネバが消えて口臭予防になり、歯が白くなります。手に残った油は、顔全体に伸ばしてマッサージ。目ヤニや毛穴の汚れがとれ、毎日続けると、肌のくすみもなくなります。

Healthy Beauty Selection

油脂

アワード

★★★

Nagumo Golden Award

アマニ油プレミアムリッチ【日本製粉㈱】

日本のオイルの9割以上は、外国産であることを知っていますか？

日本人のがん死亡率を減らすためにぜひとってもらいたいのがオメガ3オイルで、その代表であるエゴマオイルは中国が一大産地です。

国産も増えつつありますが、まだ希少で高価なために、必要十分な量を摂取できないでいます。私は、みなさんには生産国にこだわらず、毎日5グラムは必ずとってもらいたいと思っています。

オメガ3オイルのもうひとつの代表、アマニオイルは、カナダが一大産地で、人類が初めて栽培した植物の1つといわれる亜麻科の一年草の種子からつくられました。エゴマオイルやサチャインチオイルと同様、α－リノレン酸を多く含んでいます。

アワードの**アマニ油プレミアムリッチ**を試してください。カナダで栽培された希少なゴ

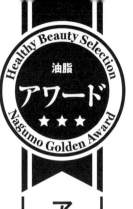

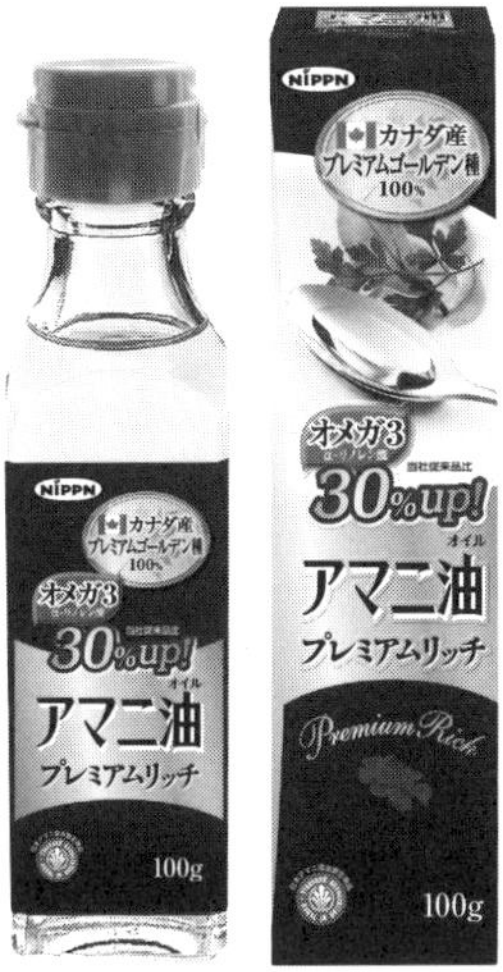

アマニ油プレミアムリッチ

ールデン種のアマニを、果実などを熱を加えずに破砕してしぼるコールドプレス製法でつくっているにもかかわらず、苦味や青臭さがないのが特徴です。

　スープや味噌汁に、あるいはサラダやヨーグルトに、食べる直前にかけてもおいしいです。

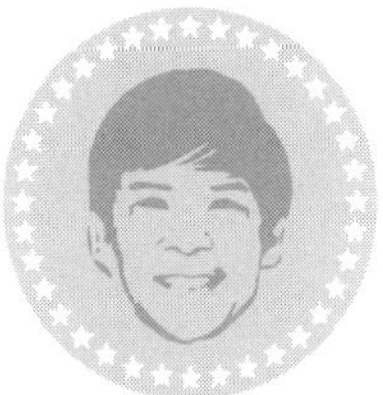

Healthy Beauty Selection
油脂
アワード
★★★
Nagumo Golden Award

サチャインチオイル【研光通商㈱】

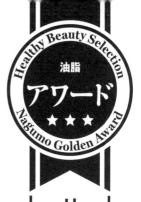

オメガ3オイルは、不飽和脂肪酸の中でもっとも不飽和度が高く、どんなに冷たい料理でも固まらず、サラサラしています。一方で熱に弱く酸化しやすいので、かんたんに過酸化脂質になって生臭くなります。そのため通常は冷所保存し、温かい料理には用いません。

しかし、料理や毎朝の口すすぎのたびに冷蔵庫から出し入れするのは面倒なもの。そんなときに、ある程度熱に強いオメガ3オイルはないかと探して見つけたのが、サチャインチオイルです。サチャインチは、ほかのオメガ3の油と同じく、山岳地帯の涼しい地方で生まれた植物でした。それが時代を経て、アマゾンの熱帯雨林にも生育するようになると、その過酷な環境に順応し、熱による酸化から身を守るために高濃度のビタミンEとポリフェノールを多く含むようになりました。

エゴマ、アマニなど他のオメガ3オイルと異なり、ビタミンEが豊富なので、夏でも室

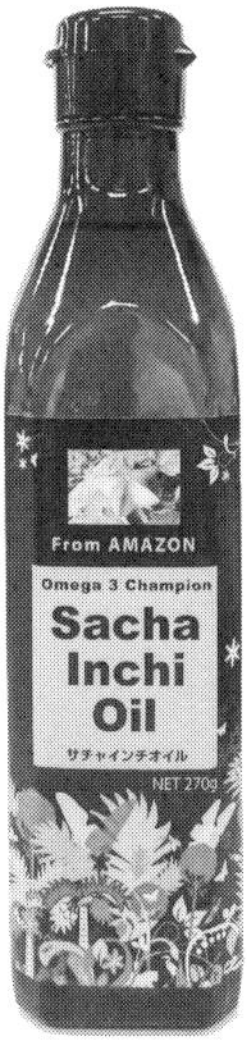

サチャインチオイル

内に出しっ放しにでき、料理にも気軽に使えて便利です。毎日とると体の炎症を抑え、血液がサラサラになります。

今回アワードに認定した**サチャインチオイル**は、南米アマゾンの無農薬の有機農場でとれたサチャインチの実を、30℃以上の熱をかけないコールドプレス製法でしぼった製品。まろやかな風味とさわやかな香りが特徴で、サラダにもよく合います。

また、その種子をそのままローストしたサチャインチナッツは、オメガ6とオメガ9のよいところをバランスよく含み、オイルの恵みを丸ごと食べられるヘルシーフードです。

Healthy Beauty Selection
油脂
アワード
★★★
Nagumo Golden Award

セシル無香ココナッツオイル

【㈱味とサイエンス】

寒帯地方で採れるオメガ3オイルは熱に弱いので、炒め物には熱帯に生息するココヤシの実から採れる飽和脂肪酸のココナッツオイルをお勧めします。

動物性の脂に含まれる飽和脂肪酸は、長鎖脂肪酸といって、消化吸収されて体内で利用されるまでに時間がかかりますが、ココナッツオイルの中鎖脂肪酸（MCT）は、すばやく体内に吸収され、肝臓でケトン体に変わり、糖と並ぶ私たちのエネルギー源になります。これは体脂肪燃焼につながり、ダイエットにも効果があります。

また、MCTは脳に運ばれて栄養になるので、糖の活用力が低下している認知症の患者さんに、症状改善の効果があるという報告もあります。

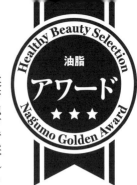

オメガ6のサラダ油やオメガ3オイルを調理に用いると、熱で酸化して生臭くなるので、昔から熱に強いココナッツオイルやオリーブ油が使われてきました。ラード、フェット、

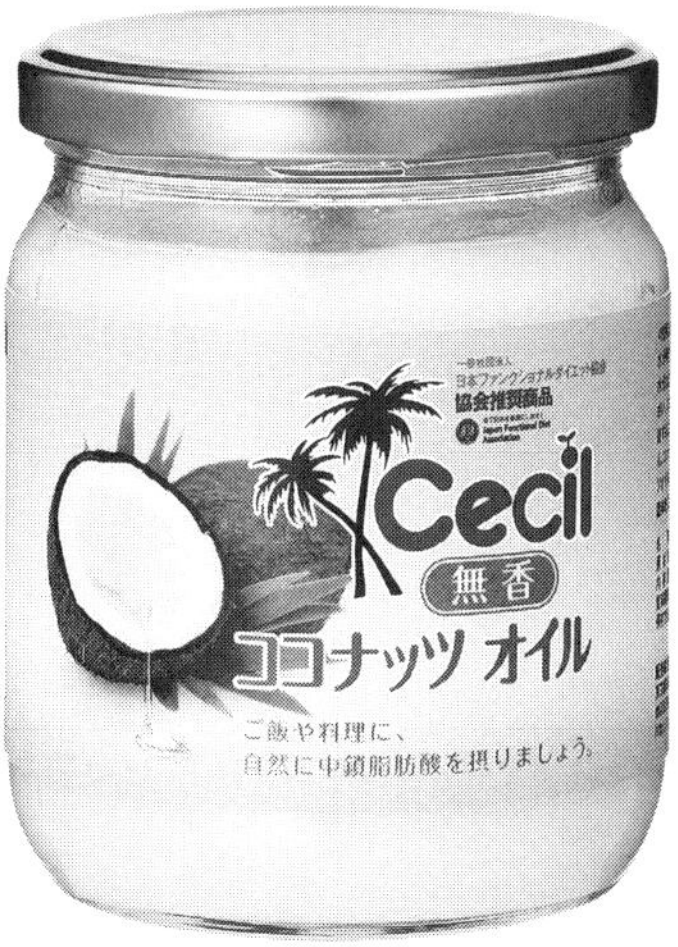

セシル無香ココナッツオイル

バターと同じように、炒め物などの加熱料理にお勧めします。お徳用サイズも出ているので、揚げ物にもお使いください。

　私はココナッツオイルの香りが好きでオムレツに用いますが、臭いが苦手な方や料理に香りを付けたくない方には、アワードに認定した**セシル無香ココナッツオイル**をお勧めします。

　このスリランカ製の製品は、有機栽培されたココヤシの実を原料とし、コールドプレス製法で抽出された１００％無添加、無着色、無香のオイルです。

Healthy Beauty Selection
肉類
アワード
★★★
Nagumo Golden Award

ニュージーランド産プレミアム牧草牛

【Saito Farm 麻布十番】

私たちの体は食べたものでできています。肉を食べるときは、その動物がどれだけ健康な状態で育てられたのかを考える必要があります。私がそう考えるようになったきっかけは、ニュージーランドに旅したときのことでした。牛は広い牧場に放し飼いされ、夏は紫外線を浴び、冬は身を寄せ合ってしのいでいました。

牛丼チェーンではアメリカ産ビーフだけを使っているのですが、アメリカでは牛をせまいケージに閉じ込められたうえに、遺伝子組み換えの大豆・トウモロコシの油のしぼりかすを錠剤状にしたペレットを与えられ、女性ホルモンや抗生剤を注射されて肥育されるので、わずか8カ月で巨大な成牛になります。そのため、女性ホルモンの含有量が和牛の600倍だったという医学論文もあります。

その和牛でさえ、60ページに登場する阿蘇のあか牛以外は屋内の肥育舎で飼料を与えら

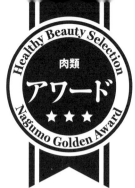

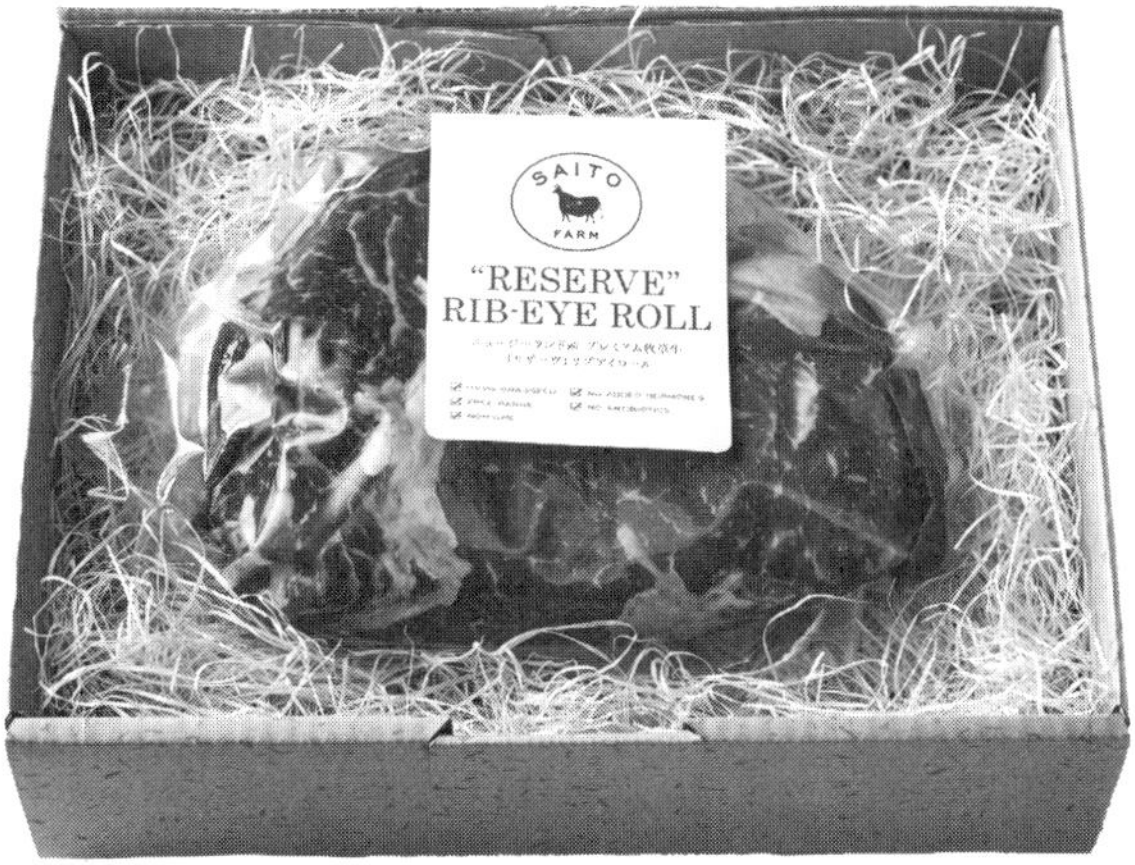

ニュージーランド産プレミアム牧草牛

れています。本来動物は、自然の中で生きるべきです。

牧草牛とは、アニマルウェルフェア（動物福祉・家畜福祉）に基づき、自然環境の中で放牧され、牧草だけを食べて健康に育った牛のこと。牧草にはオメガ3オイルで構成される葉緑体が豊富に含まれているため、オメガ草を食べた牛の肉質は赤身で、オメガ3の脂肪が多いのが特徴です。

それに該当する牛肉を、斎藤糧三医師が自分の目で厳選して扱っているのが、今回アワードに認定したSaito Farm 麻布十番の**ニュージーランド牧草牛**です。ニュージーランドは世界有数の牛肉輸出国で、国をあげて安全な牛肉を提供できる環境を整えています。

完全放牧で育った牛の肉は「グラスフェッドビーフ」（牧草飼育牛）といって、臭みもくせもなく、オメガ3脂肪酸やタンパク質、鉄分、ビタミンなどの栄養分がたっぷりです。

日本のブランド牛をはじめとする牛肉にも、おいしいものはたくさんあります。しかし、残念ながら、アニマルウェルフェアに合致した牛肉はほとんどありません。狭い畜舎の中で、穀物飼料を与えられて飼育されている牛が多いのです。

そういう牛のことを「グレインフェッドビーフ」（穀物飼育牛）といい、その穀物飼料のほとんどが、オメガ6や遺伝子組み換えのオメガ9の油からなる配合飼料なのです。

動物実験でも、遺伝子組み換えのハイオレイックタイプの油を与えられた動物は、オメガ6の油を与えられた動物よりも死亡率が高いという結果が出ています。つまり、そういう穀物を与えられた牛の肉はもちろん、その牛からとられた乳製品は、私たち人間にとって、害毒であるということです。

なるほど

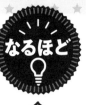

食べると危険な加工肉の話

普段私たちが買う冷凍食品、チルド食品などのパッケージの裏に成分表がついているものは、ほとんどが工場でつくられ、「添加物」が入っています。

この加工食品に添加物を入れる理由は、第一に品質を一定に保つため。たとえば加工肉であるソーセージには、発色剤、防腐剤として、亜硝酸塩が入っています。じつはその亜硝酸塩が、ソーセージの肉の中のアミン類とともに、ニトロソアミンという発がん物質をつくり、私たちの腸にがんを引き起こすもとなのです。

第二の理由は、嗜好に働きかけるために、着色料、香料、甘味料などが含まれています。私たちの脳には、外敵から身を守るための血管脳関門があって、有害物質が侵入しないようにできているのですが、そうした添加物はこのバリアをかんたんにすり抜けてしまうのです。

こうした添加物が含まれた加工食品は、できる限り避けるようにしましょう。

Healthy Beauty Selection
肉類
アワード
★★★
Nagumo Golden Award

阿蘇のあか牛

【熊本県畜産農業協同組合連合会】

アワードに認定した**阿蘇のあか牛**は、アニマルウェルフェアの考え方に合致した、日本でも有数のグラスフェッドビーフ（牧草飼育牛）です。熊本県阿蘇の水と緑に恵まれた広大な草原に放牧された牛は、オメガ3脂肪酸をたっぷり含んだ牧草を食べ、健やかに育っています。その肉は赤身が多く、適度な脂肪とうま味があって、牧草牛ならではの栄養分を含んでいます。

前項でも述べましたが、安い値段で売られているアメリカンビーフの多くはグレインフェッド（穀物飼育牛）で、生まれてから狭いケージの中に入れられ運動不足になりながら、抗生物質とホルモン剤をたくさん打たれ、わずか8カ月で成牛にさせられます。

女性ホルモンが和牛の600倍含まれているため、ホルモン依存症の乳がんや前立腺がん、子宮体がん、卵巣がんを引き起こす原因になります。

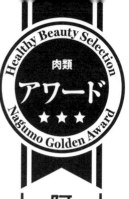

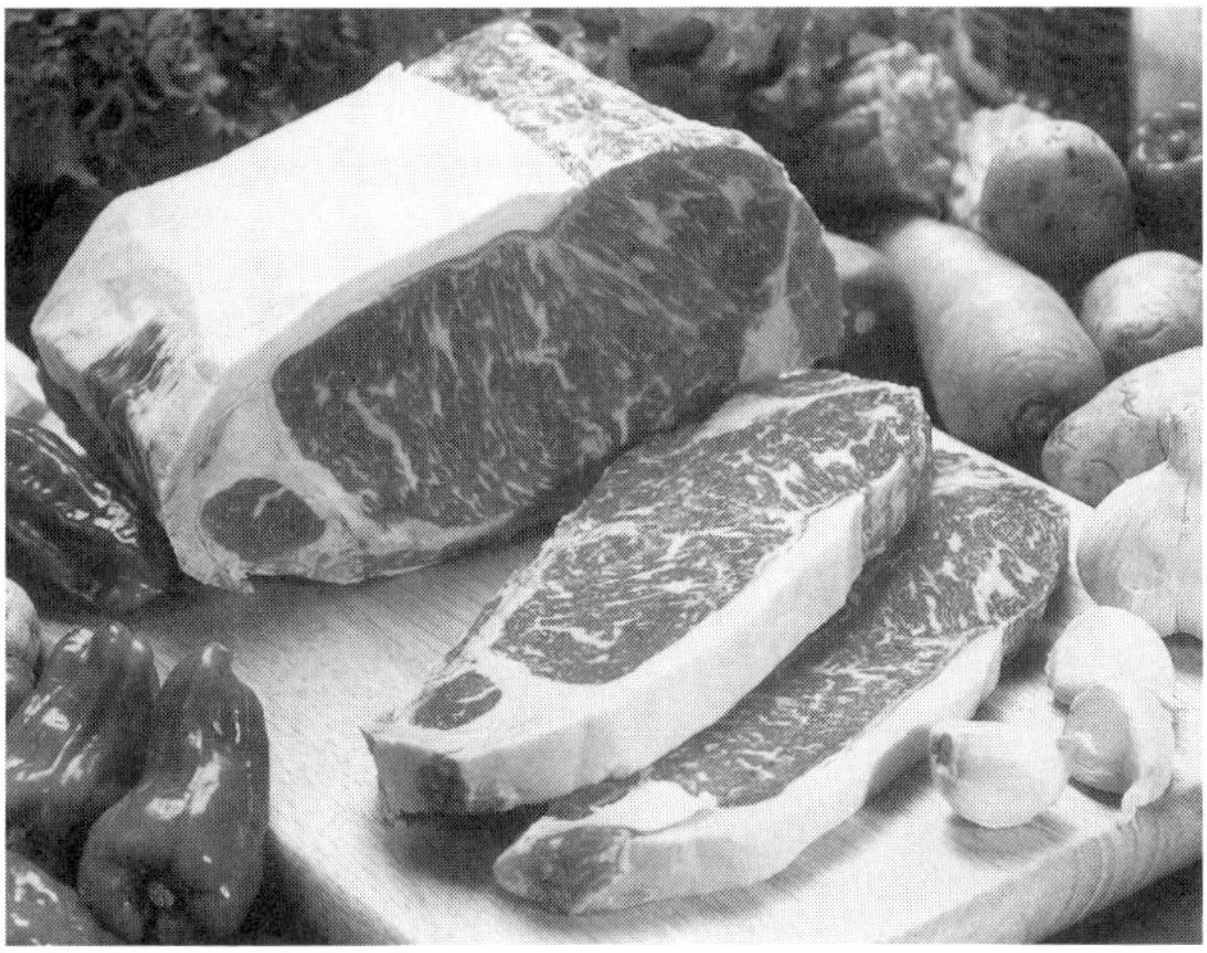
阿蘇のあか牛

みなさんにも、お店でステーキを頼むと、熱い鉄板の上に牛肉がのって出てきたという経験があると思います。あれは、グレインフェッドの肉は冷めると脂が白く固まって固くなってしまうので、それを防ぐために熱い鉄板にのせているのです。

これがグラスフェッドの肉だと、冷めても固くならずヘットが出ない。牧草牛の肉は、冷めても食感がとてもいいのです。

今回はアワードに間に合いませんでしたが、バターに関しても、グラスフェッドの牛乳からつくられた岩手県なかほら牧場のバターを推奨します。

Healthy Beauty Selection
肉類
アワード
★★★
Nagumo Golden Award

うつくしまエゴマ豚

【福島食肉事業協同組合】

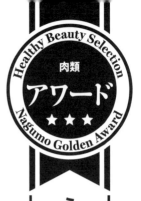

ほとんどの和牛はグレインフェッド（穀物飼育牛）で、大豆やトウモロコシからサラダ油をしぼったあとのかすを、錠剤状に固めて与えられています。いわば廃物利用ですね。廃物利用をするなら、オメガ3のエゴマのしぼりかすを与えたほうが健康的です。福島の**うつくしまエゴマ豚**は、出荷前の生後4カ月の豚に1カ月間、すりつぶしたエゴマを3％混ぜた飼料を与えているそうです。それにはオメガ3のα－リノレン酸の含有量がサンマの2倍、従来の豚の4倍含まれているとのことです。

屋内で肥育していますが、もっと屋外のエゴマ畑で放牧すれば、アニマルウェルフェアの認証も取れ、ビタミンDやオメガ3の含有量も増えるため、製品価値は高まります。今回は実際に食べてみて、とてもよかったのでアワード認証をします。

豚の飼料として私が考えたのは、山形県産のメロン。日本3大砂丘の庄内地方は水はけ

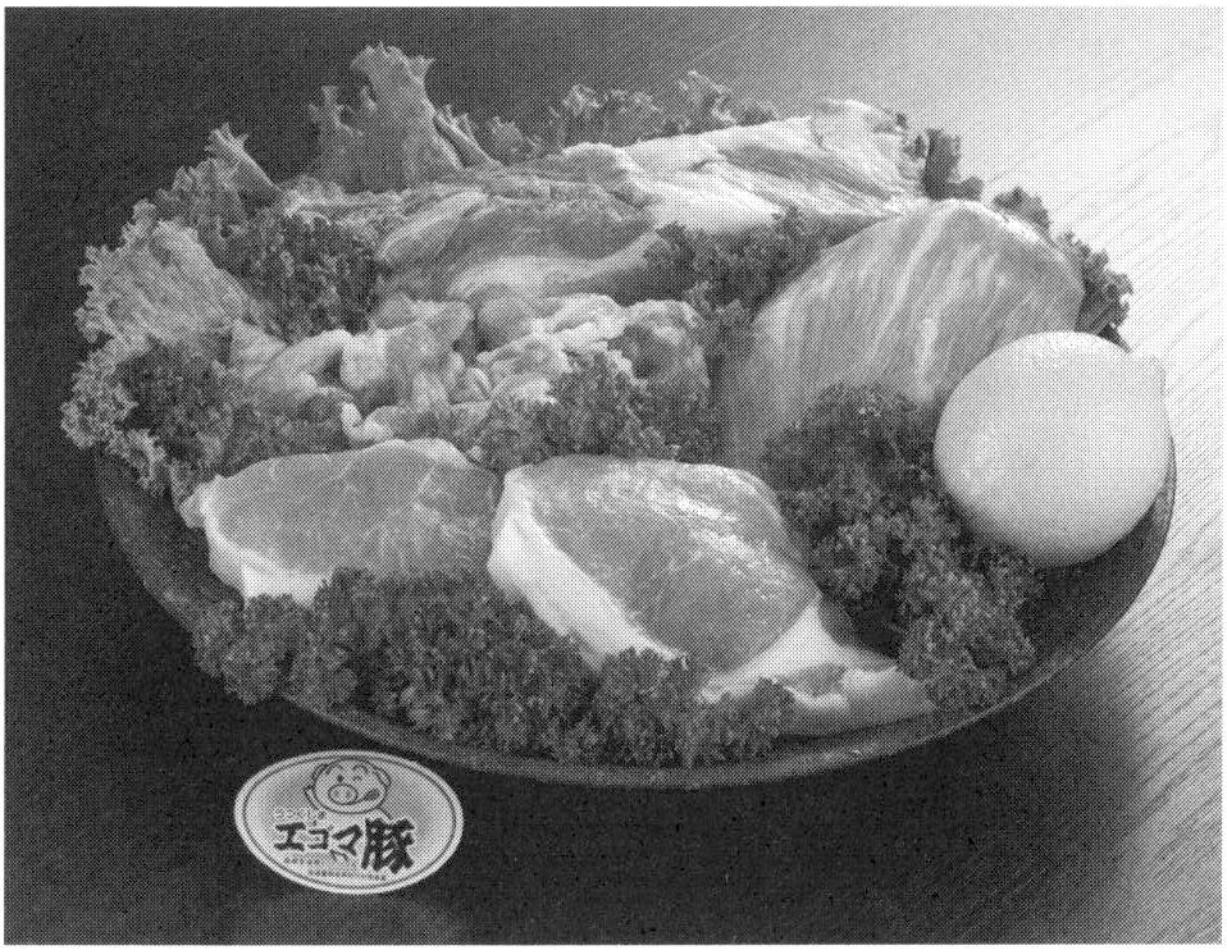

うつくしまエコマ豚

がよく、露地物のメロンがたくさんつくられています。1つのメロンに養分を集中させるために、あとからできたものや傷付いたものは間引きます（摘果）。また収穫後のツルになったメロンは出荷しません。

こうしたメロンは、チャンプルーや漬け物にもいいのですが、単価が安いので市場には並びません。そこで、それを集めて出荷前の豚に食べさせれば、肥育によく、香りのいい豚肉ができると思います。しかも屋外で放牧すれば最高の栄養価になります。

私はこのアイデアを「庄内メロン豚」と呼んでいます。どなたかこれを実現していただけないでしょうか。

Healthy Beauty Selection
穀物他
アワード
★★★
Nagumo Golden Award

命の食事 雑穀玄米

【㈱ライスアイランド】

元来、米は外皮に食物繊維、ビタミン、ミネラルが豊富に含まれた完全栄養食ですが、その大事な栄養分を取り除いて、白い糖質の部分だけにしたのが白米です。

日本人なら誰もが、毎日白いご飯を食べていると思いますが、その白米は、じつは精製されて本来の栄養分がほとんど取り除かれた糖質のかたまりなのです。糖質のとりすぎは、メタボ、糖尿病、動脈硬化による心筋梗塞、脳梗塞、がんの原因になります。

今回のアワードでは、玄米に大麦をブレンドした、栄養価の高い**命の食事 雑穀玄米**を紹介します。雑穀米は苦手という方もいると思いますが、これは私がプロデュースした製品で、腸内環境を整え、病気を予防する働きが期待できるだけでなく、とても食べやすく、おいしいのでお勧めです。

私は、朝起きたときに雑穀玄米が炊きあがるように、前夜に炊飯器をセットしておいて、

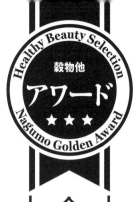

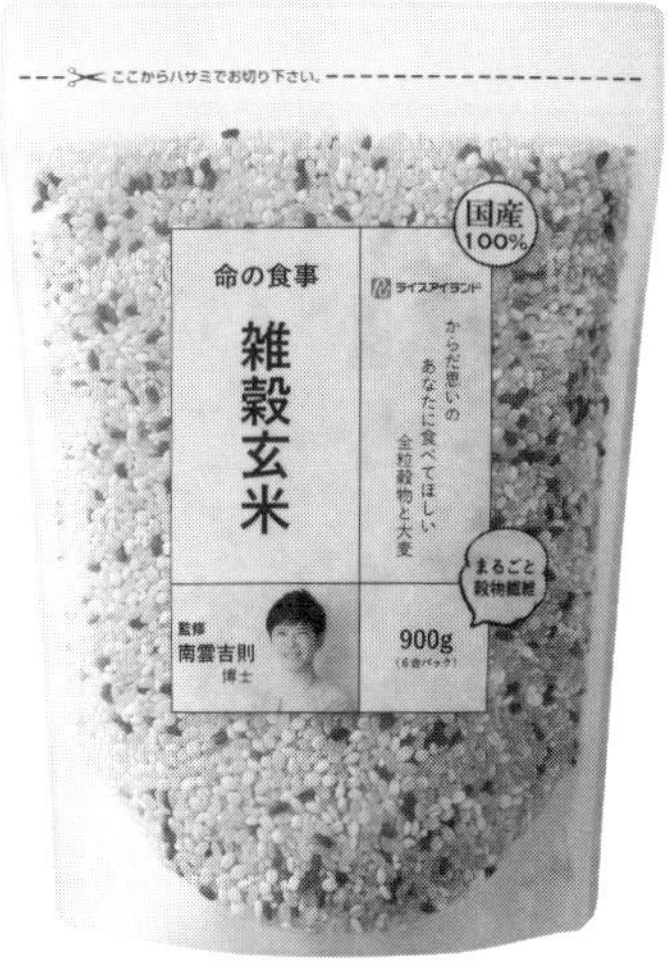

命の食事 雑穀玄米

朝食にはこの雑穀玄米に、フライパンで炒ったシラスと桜エビ、ゴマを混ぜ、そこに小さく切った梅干しと塩昆布を入れ、適当な大きさにしてラップで包み、おにぎりをつくります。

これを私は「スーパーライスボール」と呼んでいますが、子どもに食べさせても大喜びですし、お弁当にしてもいいですね。

また、この雑穀玄米に、エゴマの葉や味噌、青魚のたたきなどを入れて、ロメインレタスやバラ肉を焼いたもので包むと「韓国風手巻き」となります。

将来、白米に取って代わるのは、おいしくて栄養価の高い雑穀玄米なのではないかと思います。

Healthy Beauty Selection
穀物他
アワード
★★★
Nagumo Golden Award

ラブリーテフパウダー
【TOWA CORPORATION㈱】

テフは、アフリカ北部で古くから栽培されていたエチオピア原産の穀物で、「世界一小さな穀物」と呼ばれています。

粒が小さいほど表面積の占める割合が大きいので、食物繊維やビタミン、ポリフェノールなどが多く含まれています。しかも完全栄養なので、アフリカの人たちにとっては、毎日欠かせない食べ物となっています。

日本で売られているテフには、そのまま食べられるフレーク状のものやパスタ状のものがありますが、今回アワードに認定した**ラブリーテフパウダー**は、テフを粉状に挽いたものです。

というのも、小さくて栄養価が高いとはいえ、やはり穀物で糖質が含まれているので、そのまま食べるのではなく、イースト菌を加えて低糖質にする必要があるからです。

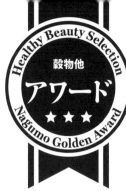

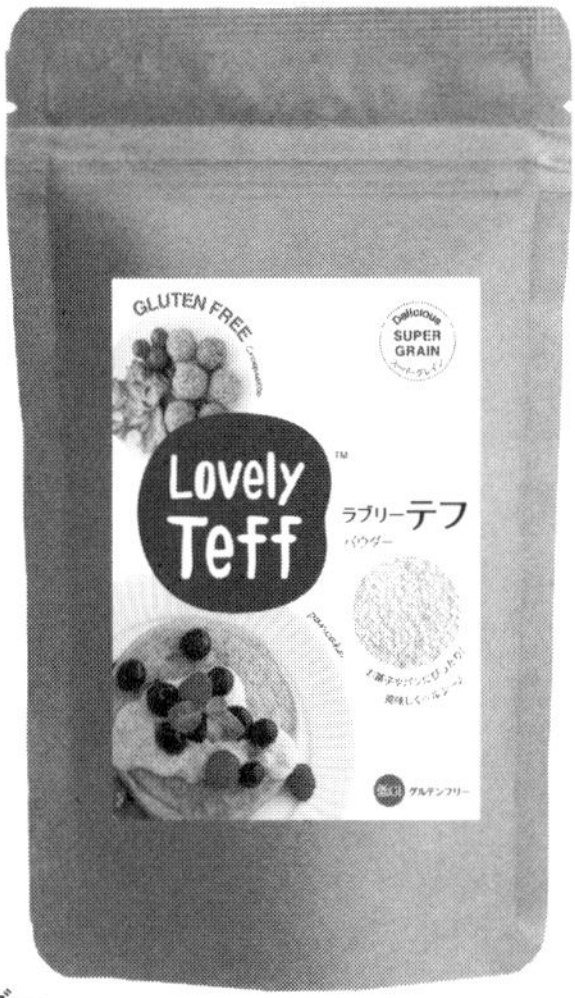

ラブリーテフパウダー

その調理方法は、空のペットボトルに2分の1カップのテフパウダー、1カップの水、小さじ半杯のイースト菌を加え、よく振って、ふたをせずに1日置いてから、フライパンでクレープ状に焼きます。

焼きあがったクレープの上に手づくりのヨーグルト（163ページ参照）やフルーツ、あるいは焼いたカルビ肉をのせると、とてもおいしく食べられます。

こうしてできたテフのクレープは、低糖質で完全栄養、高ポリフェノール。しかもイースト菌がたくさん入っているので、それが腸を刺激して免疫力を上げる「バイオジェニックス」効果があります。

Healthy Beauty Selection
穀物他
アワード
★★★
Nagumo Golden Award

有機蒸し大豆

【㈱だいずデイズ】

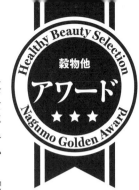

大豆は、昔から「畑の肉」といわれるほど栄養価が高く、ビタミンやポリフェノール、食物繊維を含む食品として知られています。女性には、ホルモンと密接な関係があるイソフラボンを豊富に含む食品として、注目度も高まっています。

ここで大豆の栄養素がどうやって体内にとり入れられるかを少し説明すると——大豆は腸に達すると、その中のイソフラボンの一種が腸内細菌によって「エクオール」という物質になります。

このエクオールが、体内の女性ホルモンと拮抗し、乳がんの発生率を下げ、さらには更年期の女性のホルモンを補充する働きをするのです。

市場には多くの大豆商品が出ていますが、そのほとんどが大豆を煮たもの。でも、大豆は煮ると、せっかくのポリフェノールが外に逃げ出してしまいます。

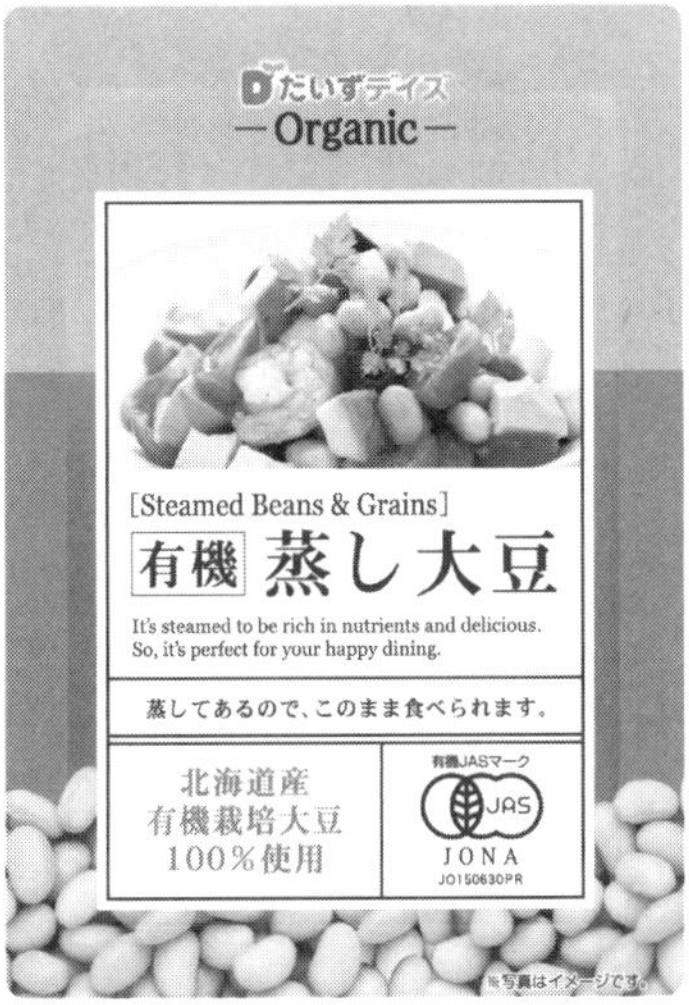

有機蒸し大豆

今回アワードに認定した**有機蒸し大豆**は、北海道の無農薬・有機栽培の畑でとれた大豆を、製造工程で雑菌が入らないように、パックに詰めてからパックごと蒸したものです。

私はよく、大豆から味噌をつくるのですが、煮た大豆を使うと味噌が白くなり、蒸した大豆だと黒味噌ができる。つまり、蒸したものは、黒くなるだけポリフェノールを豊富に含んでいるということです。

また、パッキングのタイミングや蒸し方についても、大豆と、それを食べてくれる人への、細やかな気遣いと愛情が感じられます。

Healthy Beauty Selection
穀物他
アワード
★★★
Nagumo Golden Award

ホワイトチアシード【㈱サンヘルス】

チアシードは、メキシコ中南部からグアテマラにかけた一帯を原産地とするシソ科植物の種子で、昔から栄養価の高い食物として栽培されてきました。高ポリフェノール、低糖質で、オメガ3の必須脂肪酸と水溶性食物繊維を多く含む完全栄養食で、生命力が強く、土にまくと、ものすごい勢いで生えてきます。

さまざまな料理やデザートに使えるスーパーフードで、ゴマの代わりにサラダにかけて使ってもよし。一般的に売られているのは黒いチアシードですが、アワードの**ホワイトチアシード**は、現地でも貴重といわれている白いチアシードです。また、水に浸すと膨らんでジェル状になるので、満腹感を得やすく、ダイエットにも効果的です。

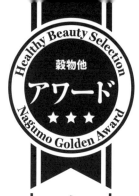

さらに、チアシード自体にはほとんど味がないので飲料水にも使えます。350ccのペットボトルの水に5グラムのチアシードを入れてよく撹拌すると、種子から食物繊維がど

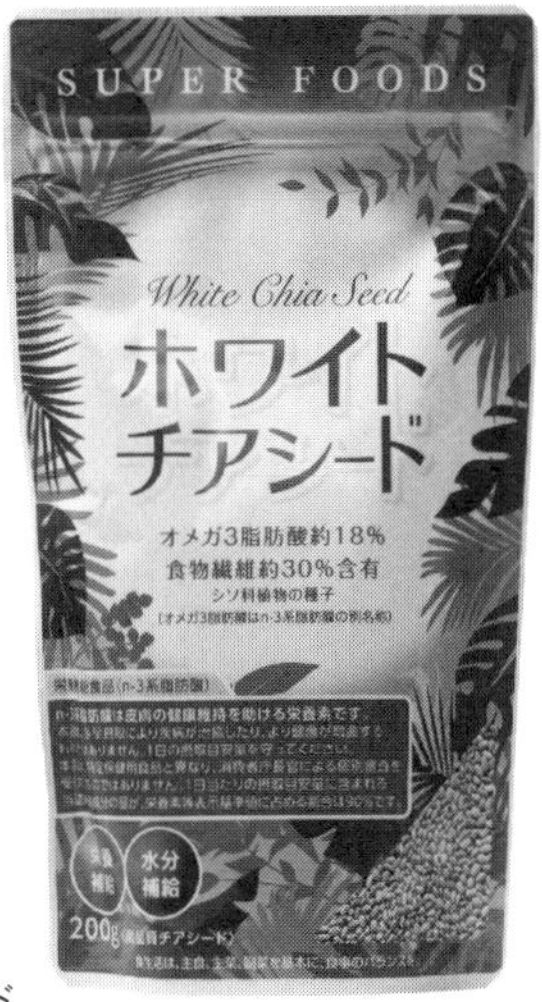

ホワイトチアシード

んどん出てきて10倍以上に膨らみ、ドロドロのゼリー状になります。

この「チアウォーター」は、水溶性の植物繊維が腸に水分を保ってくれるので、必要なときは大腸から吸収され、不必要なときは腸の中にとどまって善玉菌を繁殖させてくれてもいるのです。そのため、夏場の脱水症や熱中症対策にも向いていますし、お年寄りなど、トイレが近い方の頻尿や夜尿を防いでくれます。

また、オメガ3のオイルをふんだんに含んでいるので、ジョギングやウォーキングなどの運動にも最適。まさに万能選手です。

Healthy Beauty Selection
その他食品
アワード
★★★
Nagumo Golden Award

仁丹の食養生カレー【森下仁丹㈱】

インドが主な産地で、熱帯の国々で多くの料理に用いられているカレーは、漢方と同じく香辛料という自然の生薬を使った健康食品です。

日本人はカレーライスが大好きで、週に1回は食べるという人もたくさんいますが、カレーライスの一番の問題は、白米にかけて食べること。

せっかくの健康的なカレーなのに、白米つまり大量の糖質をとることで、ダイエットの妨げになるだけでなく、食後の血糖値を急激に上げるので眠気をもよおし、肥満や糖尿病、動脈硬化、がんなどの原因をつくってしまいます。

そこで私が注目したのは、アワードに認定した**仁丹の食養生カレー**。1本30グラムのカレーがスティック状にパッケージされていて、仕事や勉強中の栄養補給に便利です。

クミン、ターメリック、コリアンダー、ショウキョウ（生姜）、ブラックペッパーをは

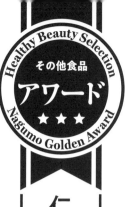

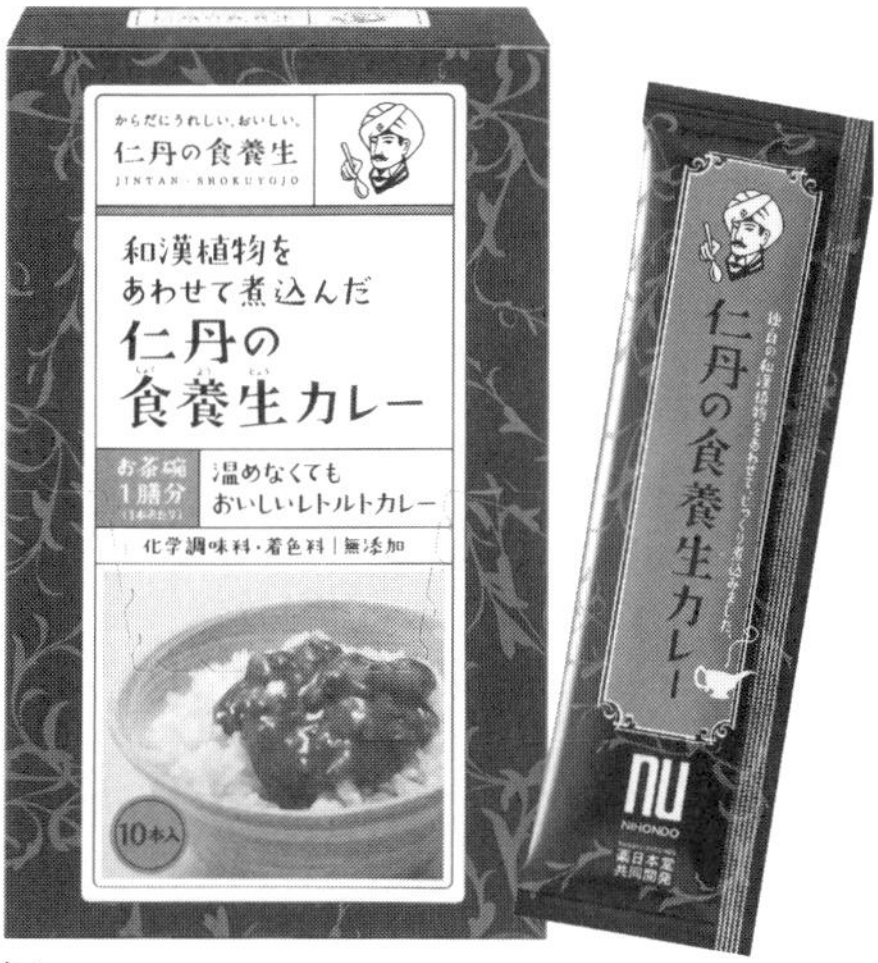

仁丹の食養生カレー

じめとするさまざまな香辛料が入っているので、食べれば新陳代謝が盛んになり、免疫力も上がって、ストレスを発散させてくれます。

常温で保存できるので、私はこれを職場の机の上に置き、仕事の合間におやつとして食べています。

お昼ご飯を食べたあとは、仕事中でも眠くなるという人が多いと思いますが、眠気覚ましのために何杯もコーヒーを飲んだり、タバコを吸ったりするのは、まさに本末転倒。体に害を及ぼすだけです。

そういう方は、このスティック状カレーを食べれば、眠気をもよおさず栄養補給にもなると思いますよ。

Healthy Beauty Selection
その他食品
アワード
★★★
Nagumo Golden Award

ZENPASTA（ゼンパスタ）【マルフク食品㈱】

パスタはイタリア料理の主食。具材を変えてさまざまな味が楽しめるので、好きな人が多いですよね。

ただ、パスタは小麦粉でできているので、グルテンを含んでいます。じつはこのグルテンは、私たちの体にとっては異種タンパク質なのです。

食べると体が外敵と見なして、アレルギーを起こすことがあります。とくに子どもの場合は、腸が荒れているときにパスタを食べてグルテンアレルギーを起こすケースがよく見られます。

また、パスタを打つときに、油脂を練り込むことが多いのですが、その油脂の種類によっては体に害を及ぼすこともあります。

アワードに認定した**ZENPASTA**は、コンニャクでできたスパゲティ。グルテンフリー

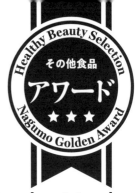

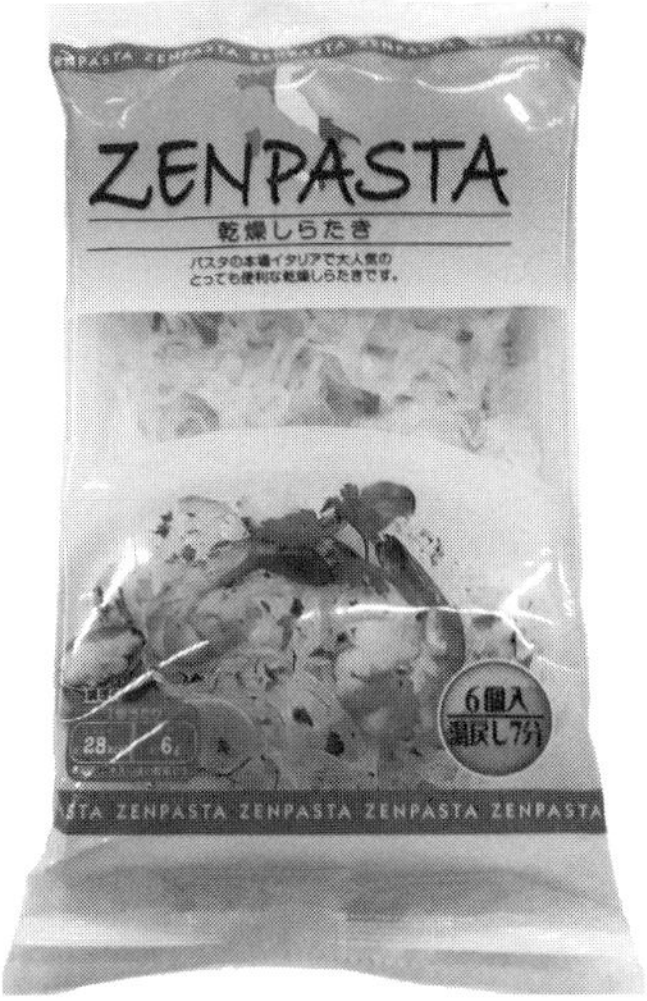

ZENPASTA

で油脂も入っていない、添加物なしの新しいタイプのパスタです。

実際に使ってみると、糸コンニャクとはまったくの別もの。表面に細かいデコボコがついていて、具材が絡みやすく歯ごたえもあるので、イタリアン料理はもちろん、ラーメンの麺の代わりに使うこともできます。鍋料理の締めに入れてもいいですね。

このパスタを開発したZENPASTAのロレンツォ社長の夫人は日本人。2人で日本を訪れたときにすき焼きのしらたきを食べて、「この歯ごたえはパスタに使える」ということから製品化したとのこと。イタリアでは大人気だそうです。

Healthy Beauty Selection
その他食品
アワード
★★★
Nagumo Golden Award

ベジデコサラダ®【ベジデコサラダラボ】

有名なパティシエがつくったケーキを買ってきて、ミキサーで粉砕したものを、お皿に盛ってみてください。食欲がわきますか？　味は同じでも見栄えが悪ければ、口にしたくもありませんよね。反対に、おいしそうにデコレーションされているサラダなら、野菜嫌いの人でもきっとおいしそうに感じるでしょう。

ノンシュガー&グルテンフリー食品をプロデュースしてきた食スタイルデザイナーの森安美月さんが考案したのが、**ベジデコサラダ**。野菜のベジタブルと、デコレーションケーキを合わせた造語です。まるでデコレーションケーキに見えますが、食べてみるとスポンジ部分は、砂糖も小麦粉も使っていないグルテンフリーの麹パン。クリームは、豆腐をナチュラルな野菜の色で染めたもの。口の中で、おいしいサラダに変身していきます。

コース料理のデザートにケーキはつきものですが、糖質は肥満・糖尿病、動脈硬化によ

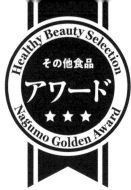

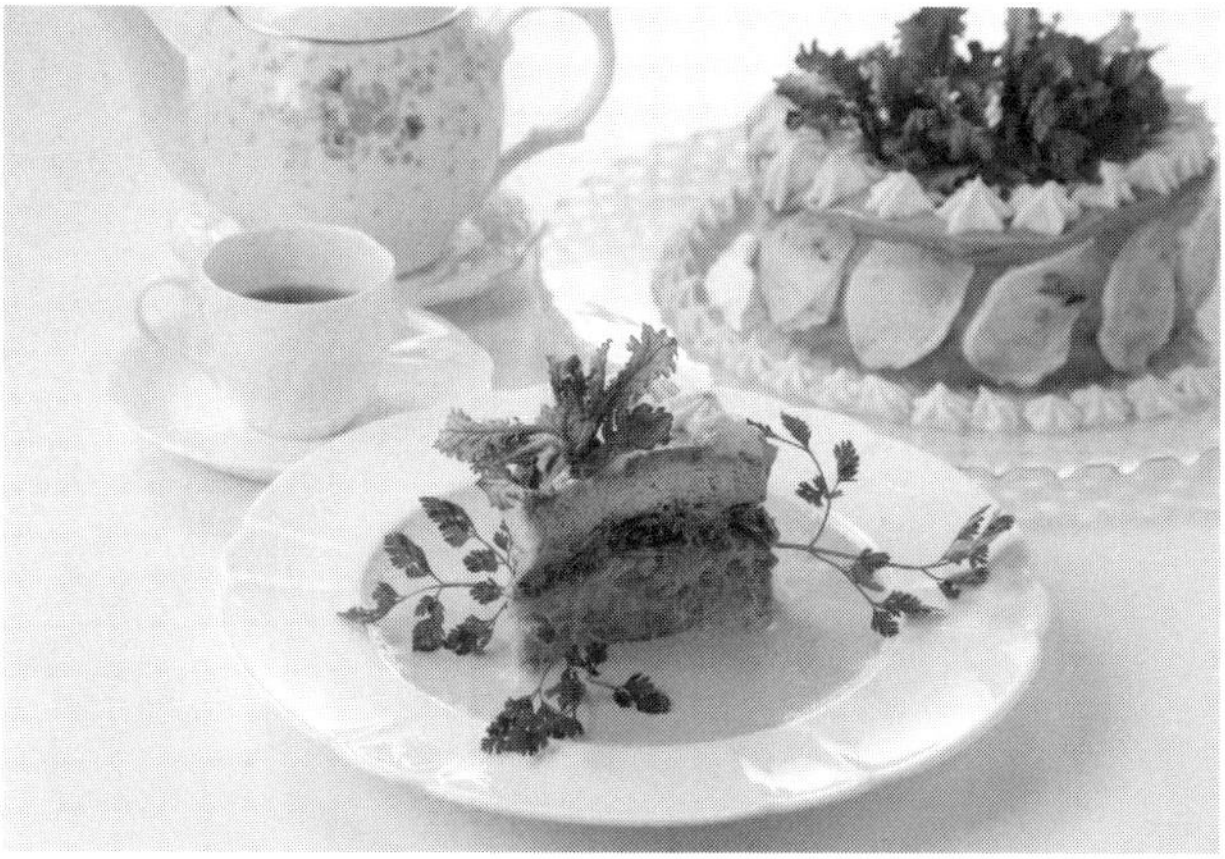

ベジデコサラダ

る心筋梗塞・脳梗塞、そしてがんのもと。しかし、野菜が健康にいいとわかっていても、食べられない人も多いはず。このベジデコサラダは、糖質を気にせず、野菜をデザート感覚でとれる一品です。

　また、見た目がかわいらしく、コンセプトのおもしろいベジデコサラダは、楽しい会話を引き出します。インスタ映えもよく、食べる人のリアクションも大きいので、全国にベジデコサラダカフェができることを願っています。

　30年間で倍増したがんの死亡率を半減させるために、これからもこうしたスイーツに代わる食品を開発して、心理面でも食生活を支援してほしいと思います。

Healthy Beauty Selection
その他食品
アワード
★★★
Nagumo Golden Award

神バナナ

【神バナナ㈱】

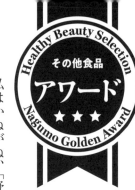

私はかねがね、「野菜や果物は皮ごと食べなさい」と言ってきました。それは、「一物全体」「丸ごと栄養」「完全栄養」という考え方からです。部分的に食べると偏った栄養でしかなく、丸ごと食べると、生物が生きていくうえで必要なすべての栄養が揃います。

また、植物の皮は外界とのバリアです。抗酸化・抗菌・創傷治癒の作用があり、皮ごと食べると、活性酸素、炎症、感染から身を守れるのです。それが果物の皮をむいてしまうと、果糖の固まりとなって、肥満・糖尿病、糖毒性による心筋梗塞・脳梗塞、そしてがんの原因になります。

ですから私は、リンゴ、ナシ、カキ、ミカン、スモモ、キンカンは皮ごと食べます。でも、さすがにバナナとパイナップルは、そうはできませんでした。

ところが、皮ごと食べられる国産の**神バナナ**が出たのです。なぜ熱帯植物のバナナが冬

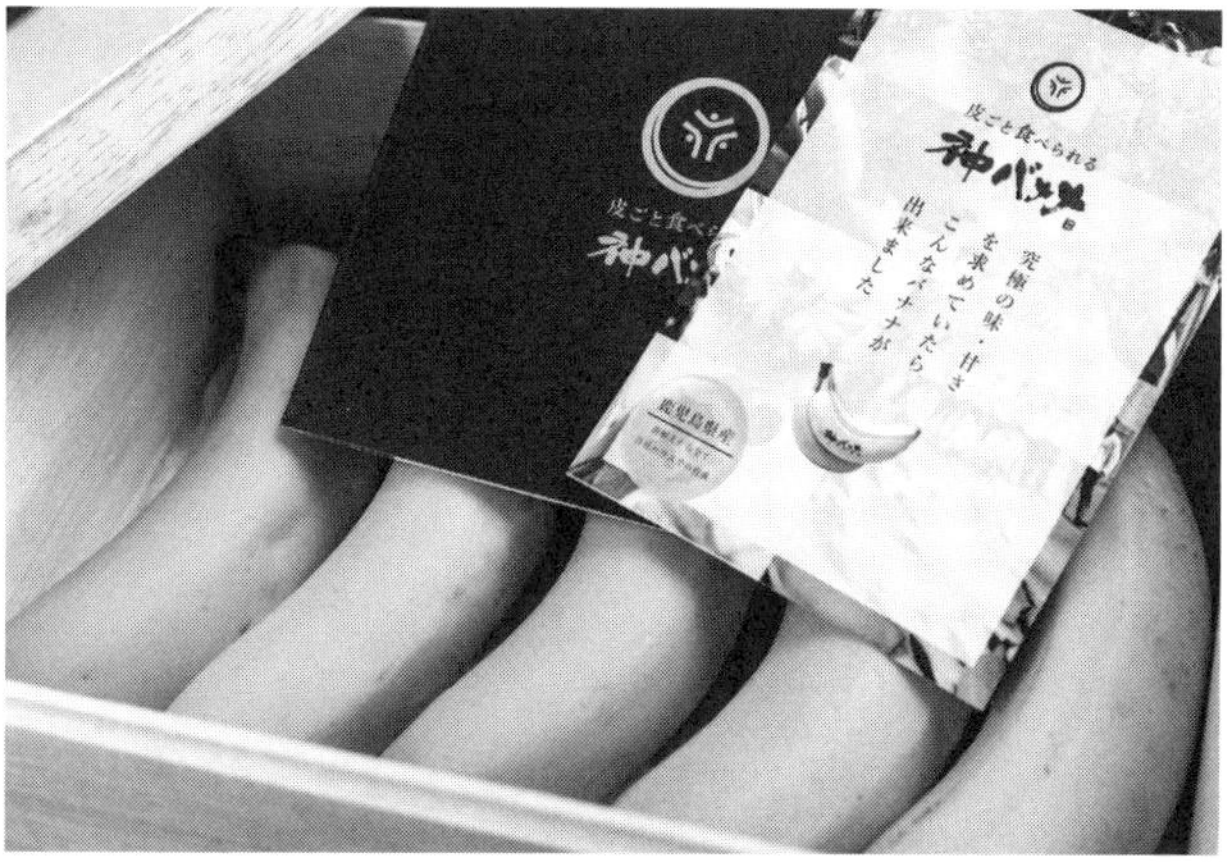

ともいきバナナ

には氷点下にもなる日本で栽培できたのかというと、種子を凍結解凍することで、植物の耐寒性、生育性を呼び覚ますのだそうです。

熱帯の果実は高温や紫外線から身を守るために果皮が厚くタンニンも強いのですが、温帯の果実は果皮が薄くタンニンも少ないので、果皮ごと食べられるのです。

送料も含めると1本約1000円と、かなり高価なのですが、大人気で売り切れ、なかなか手に入りません。今回のアワードをきっかけに果物を皮ごと食べる人が増えれば、世の中の病気も減るはずです。

Healthy Beauty Selection
その他食品
アワード
★★★
Nagumo Golden Award

「レストラン リセラ リナーシェ」

【ドクターリセラ㈱】

この30年間で倍増したがん死亡率を、次の30年間で半減させるのが私の提唱する「命の食事」です。その3原則は21ページでも紹介しましたが、次の通りです。

①低糖質で、完全栄養・高ポリフェノール
②悪い油（トランス脂肪酸、過酸化脂質、オメガ6）を排除して、オメガ3
③塩や化学調味料をなくして、食物繊維と発酵食品

「命の食事」の講演会は、昨年だけで100回におよび、私も多くの方々に食生活の改善を訴えてきましたが、その中で「命の食事が食べられる店は、どこにありますか？」という質問をよくいただきました。そこで命の食事を出してくれるレストランを探し、たどり着いたのが大阪堂島のレストラン、**リセラ リナーシェ**です。

リナーシェとはイタリア語で「再生」「蘇生」を意味します。それは、くしくも命の食

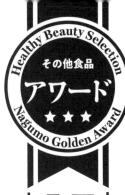

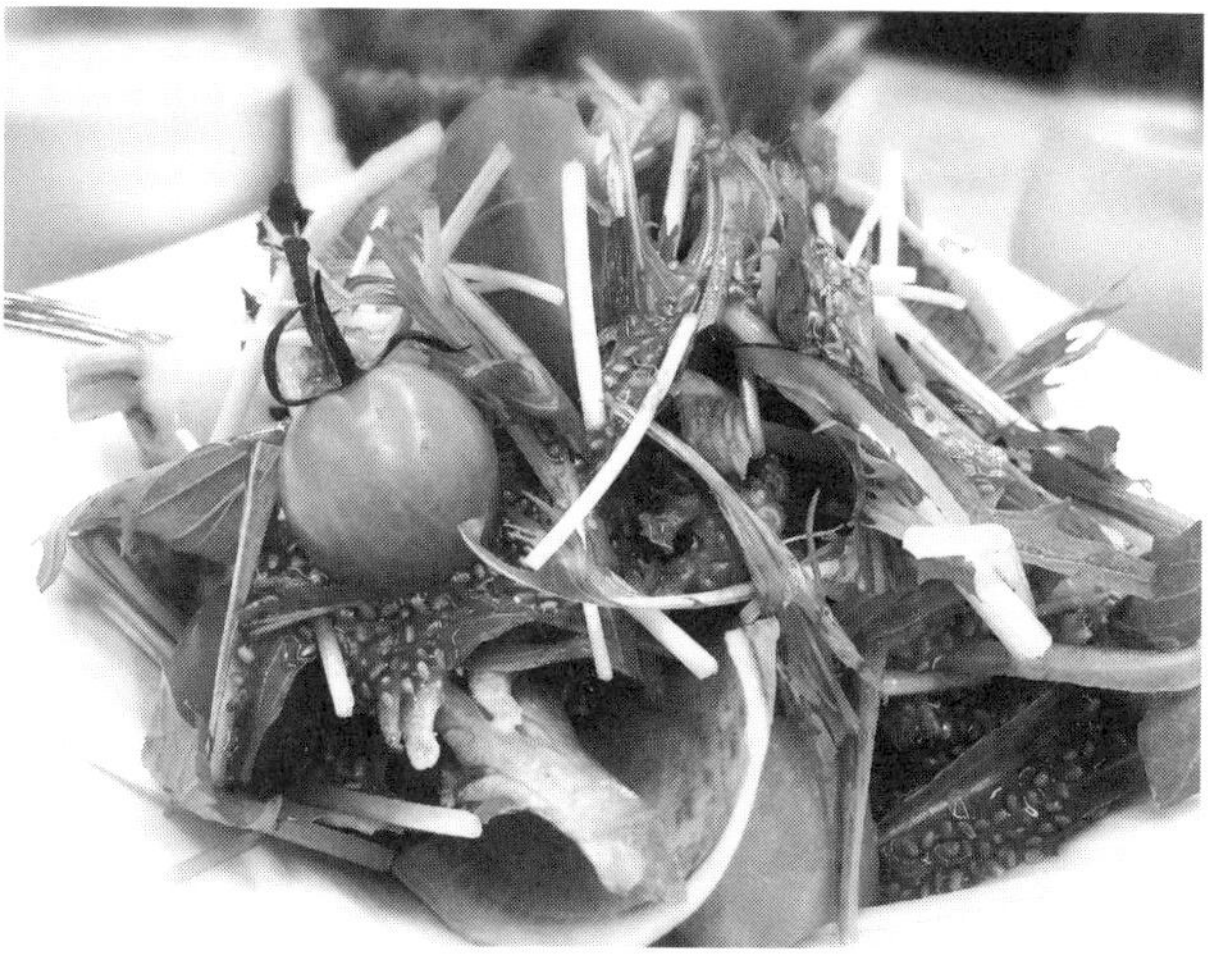

レストラン リセラ リナーシェ

事のコンセプト「若返る」「生き返る」「よみがえる」に一致します。また、ここで出される料理は、私の3原則に沿っています。ごぼう茶、エゴマオイル、テフ、甘酒酵素水などを巧みに応用したフルコースは見事です。そこで食事会を開いた際には、多くの参加者から「命の食事はこんなにもおいしく、バリエーションに富んだものだったのですね」という声が上がりました。

レストランを運営するドクターリセラは、エステを母体に化粧品や体にいい食品を提供していますが、リセラウオーター（94ページ参照）やニュージーランドの牧草牛（56ページ参照）を扱うなど、命の食事との共通点が多いことも驚きです。

なるほど

ポリフェノールはなぜ必要なの？

ポリフェノールは、あらゆる植物の皮に含まれていて、次の３つの作用で外界からのバリアの働きをしています。リンゴを例にとってみましょう。

①抗酸化作用……皮をむくと酸化して茶色くなりますが、皮があるから酸化しません。

②抗菌作用………カビや菌が中に侵入するのを防いでくれます。

③創傷治癒作用…木になっているリンゴは傷ついても、１週間後にはまた皮が張ります。

私たちの体は、さまざまな害毒やストレスから生じる活性化酸素によって傷つけられています。つまり、この酸化が、私たちの体を老化させたり、がん、動脈硬化、認知症などを引き起こしたりするもとになっているのです。

ポリフェノールは、その活性化酸素を中和してくれます。その抗酸化作用で体の老化を防ぎ、抗菌作用で感染症を予防し、創傷治癒作用で皮膚炎や消化管の炎症から引き起こされるがんを予防してくれるのです。

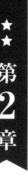

★★ 第2章

菓子・飲料部門アワード

Healthy Beauty Selection
菓子
アワード
★★★
Nagumo Golden Award

無添加ミックスナッツ

【いきいきネット㈱】

みなさんは「おやつ」というと、普段何を食べているでしょうか？　コンビニやスーパーで売られているスナック菓子や袋菓子ではありませんか？

それは糖質や塩分や悪い油や化学調味料を多く含んだ困った食品です。体にとても危険なので、今すぐにでもやめてください。

代わりにとってほしいのは、コンビニなどのおつまみコーナーにあるミックスナッツです。低糖質で減塩で、高タンパク質で高脂肪、完全栄養で高ポリフェノールと、栄養満点です。私はいつも机の引き出しやカバンの中に入れておいて、お昼ご飯やおやつとして毎日食べています。

なかでも、今回アワードに認定した「ここさち」の**無添加ミックスナッツ**は、熱を加えず、塩も油も使っていない無添加、ナッツ本来の味を楽しめます。

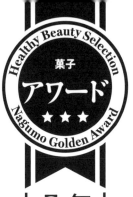

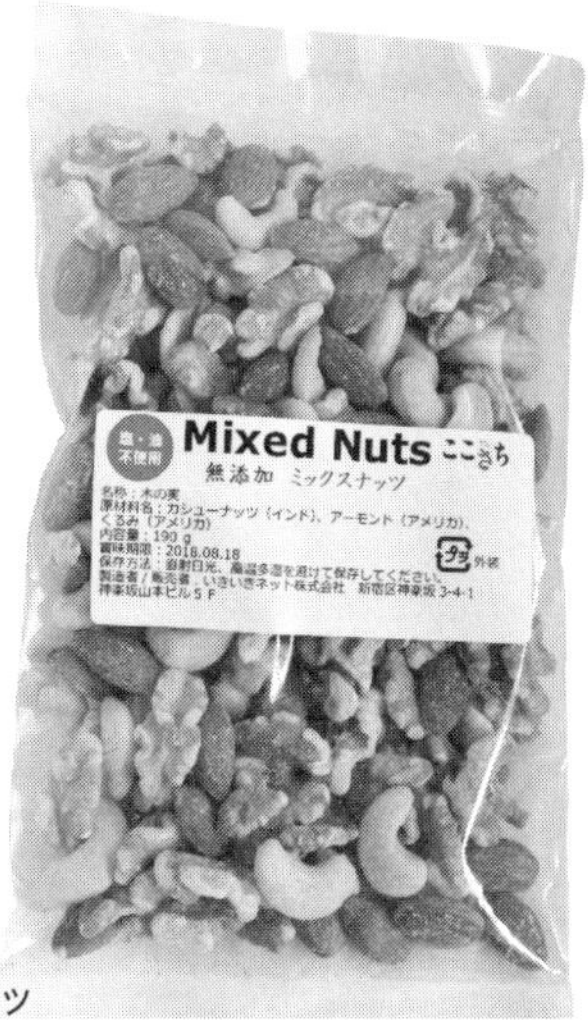

無添加ミックスナッツ

栄養面で特筆すべきは、中に入っているクルミで、オメガ3オイルが豊富に含まれています。

このクルミを、アメリカとスペインで行われた臨床試験で、糖尿病患者に続けて食べさせたところ、糖尿病性網膜症によって失明する数が半減したというデータもあるほどです。

またアーモンドは、甘皮の部分に抗がん作用や若返り作用のあるポリフェノールが多く含まれている完全栄養食。意識してとりたい食品です。

Healthy Beauty Selection
菓子
アワード
★★★
Nagumo Golden Award

ベジップス（さつまいも にんじん かぼちゃ）
【ナチュラルローソン】

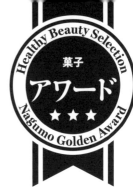

スナック菓子は、手軽でおいしいからと、ついつい手を伸ばしたくなってしまいますが、とても危険な食品。それは、パッケージの裏にある成分表を見てもらえばわかるとおり、化学調味料や砂糖や塩や体によくない保存料がたっぷり入っているからです。

とくに化学調味料のグルタミン酸ナトリウムは、私たちの嗜好に働きかけて「やめられない、止まらない」状態をつくり、それが原因で心筋梗塞に脳卒中、そしてがんを引き起こしてしまう可能性が高いのです。

そこで注目するのが、アワードに認定したナチュラルローソン菓子の**ベジップス（さつまいも にんじん かぼちゃ）**。このベジップスは、もともとはカルビー㈱が製造し、全国の店で販売展開して大ヒットとなった製品ですが、現在はメーカーこそ変わらないものの、コンビニのローソンだけが販売しています。

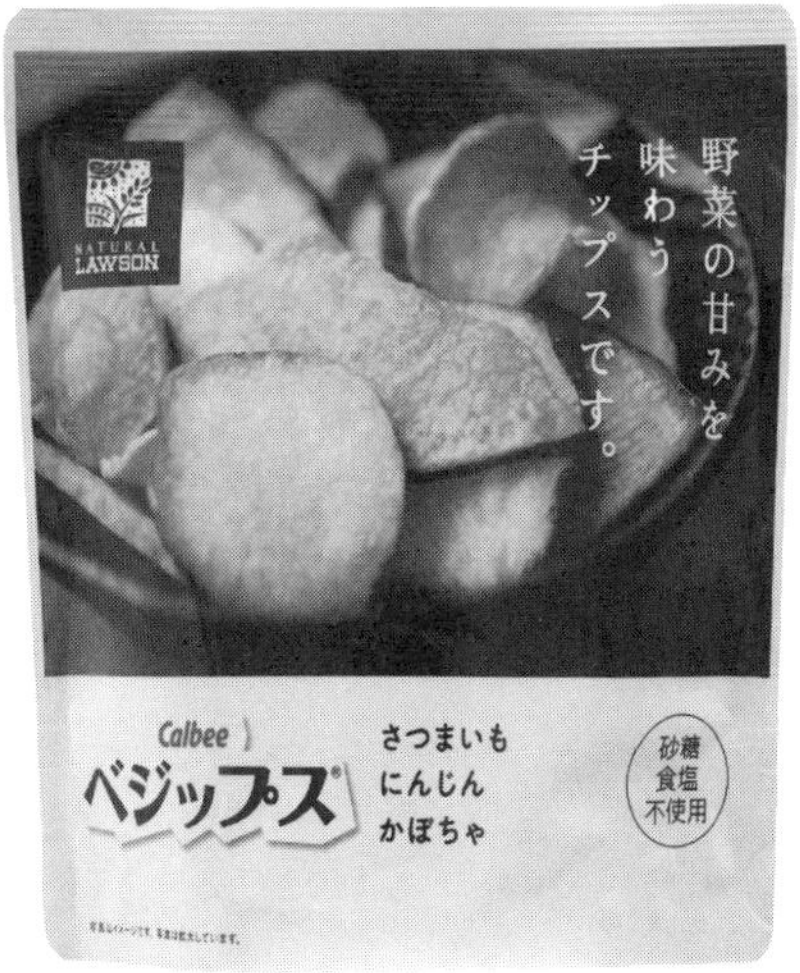

ベジップス

スナック菓子として画期的なのは、その原材料と製法。成分表に「さつまいも、にんじん、かぼちゃ、植物油」とあるとおり、化学調味料や保存料、香料、着色料、そして塩、砂糖などの添加物はいっさい使わず、揚げただけで野菜のうまみと甘みを出しています。

添加物だらけのスナック菓子をつくっていたメーカーが、消費者の健康を意識して、遺伝子組み換えではない野菜を使ってつくっている――それがアワードの大きな理由です。

じゃがいも版のベジップスもありますが、じゃがいもは糖分をとりすぎてしまうので、私はこのさつまいも版を推奨します。

Healthy Beauty Selection
菓子
アワード
★★★
Nagumo Golden Award

VITA LONGA CHOCOLATE（ビタ・ロンガ）【㈱ファイン】

お菓子の消費量は、1990年ごろを境に大きく変わりました。それ以前は和菓子、洋菓子の消費量はどんどん伸びていたのですが、バブル崩壊後は年々減少しています。その代わりに台頭してきたのが、チョコレートとスナック菓子です。

スナック菓子については前項で解説しましたが、チョコレートに関しても、医師としては推奨できません。

なかでもバレンタインの時季などに多く出まわるトリュフは、甘いヌガーのようなものが中に入っていて、食べると血糖値を急に上げ、その1時間後には反応性の低血糖発作を引き起こし、とても危険な状態になります。今やタバコを吸っている人よりも、高糖質のものを食べている人のほうが、動脈硬化になる確率が高いとさえいわれているのです。

そこで、チョコレートをどうしても食べたいという人のためにつくられたのが、アワー

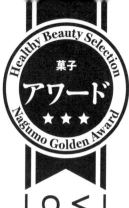

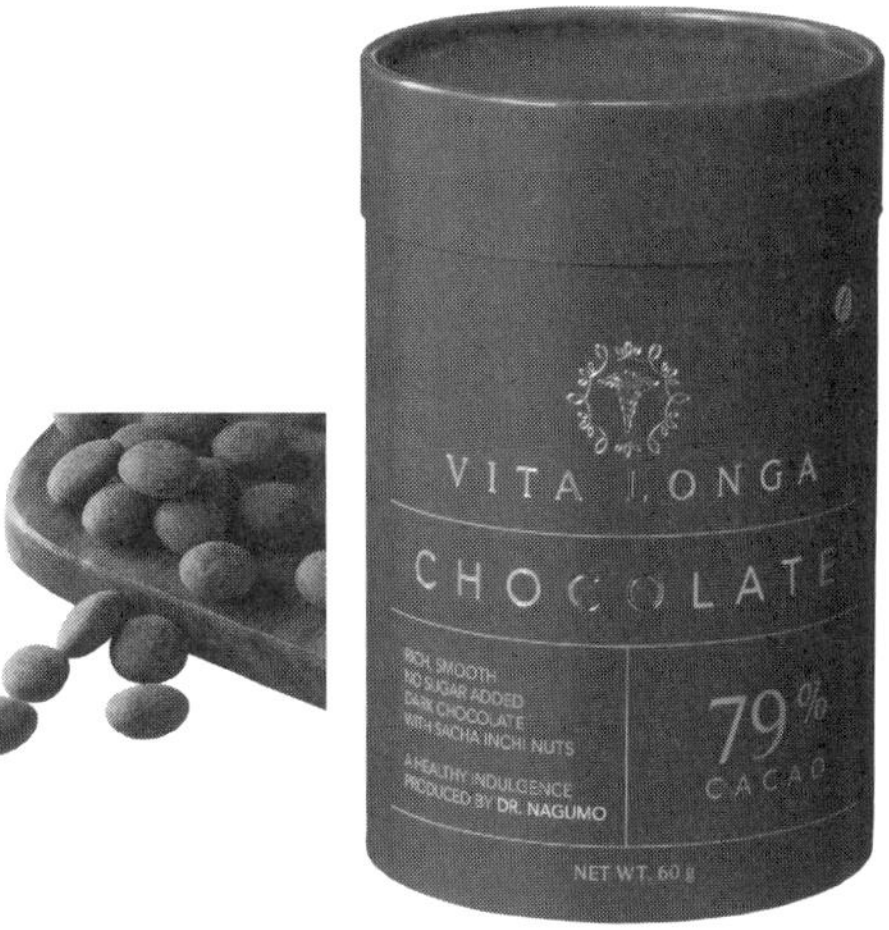

VITA LONGA CHOCOLATE

ドの**VITA LONGA CHOCOLATE**。中にサチャインチナッツ（53ページ参照）が入っていて、オメガ3脂肪酸をたっぷり含んだ完全栄養食です。

しかもカカオの含有量が79％のクーベルチュールチョコレートで、エリスリトールという天然の無糖甘味料を使っています。私たちの体にとっては、まさに待ちに待ったチョコレートなのです。

VITA LONGAという名前は、ラテン語の「芸術は長し、人生は短し」（Ars longa vita brevis.）という言葉をもじった「人生は長し」という意味。食べる人の健康を祈ってつくられたチョコレートです。

Healthy Beauty Selection
菓子
アワード
★★★
Nagumo Golden Award

キシリトールガム
【㈱ロッテ】

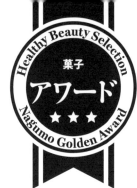

キシリトールとは、白樺や樫の木、野菜や果物にも含まれる甘味料。虫歯の原因菌を抑制する働きでも知られています。

一般の人に、キシリトールという言葉が浸透するようになったのは、アワードの**キシリトールガム**のおかげといってもいいでしょう。私は、このガムをいつもカバンの中に入れています。

それは、キシリトールは甘味料の中では血糖値を上げる作用がとても低く、このガムを噛んでいると、虫歯や歯周病になりにくいからです。また、朝起きて、口の中のネバネバをとりたいときは、唾液を多く出すことが必要です。唾液を出すためには、ガムを噛むのが一番なのです。

日本人は柔らかいものばかり食べるようになってきていて、噛む習慣が薄れています。

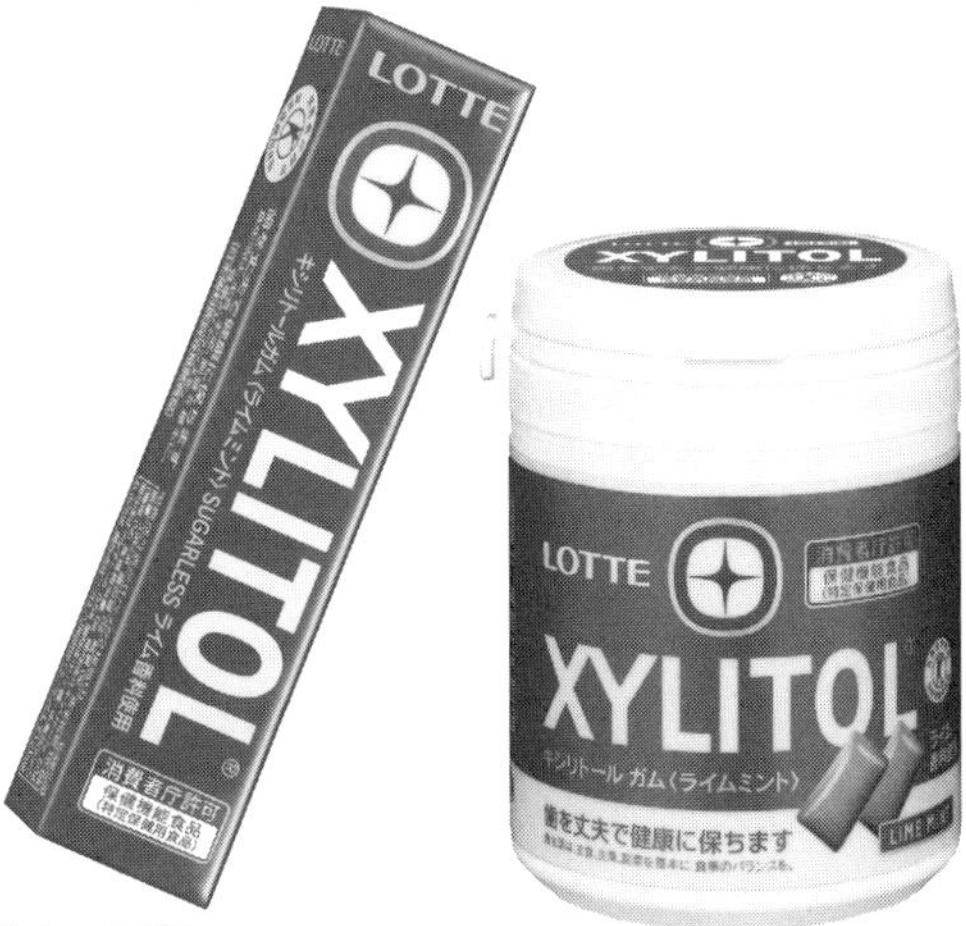

キシリトールガム

そのため、あごから脳への刺激が少なくなり、そのことが原因で認知症を引き起こすこともあります。

さらにものを噛まなくなることで、歯が弱くなり、歯を失うことにも。唾液の量が減ることで、歯周病にもなりやすくなるのです。

私は朝コーヒーを飲む前に、このガムをよく噛みます。また、イライラするときにガムを噛むと、気分を落ち着かせる効果があります。清涼感があるので、気分もスッキリ。

カバンにはスティック状のものを、家にはプラスチック容器のものを常備しています。

Healthy Beauty Selection
菓子
アワード
★★★
Nagumo Golden Award

甘栗むいちゃいました【クラシエフーズ㈱】

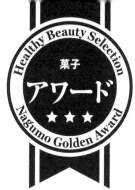

栗を食べているとき、人はみな幸せそうな顔をします。これは、栗が縄文時代から常食とされてきたことに由来するのでしょう。

栗には、でんぷん、タンパク質、ビタミン、カリウムのほか、現代人が不足しがちな亜鉛が豊富に含まれています。亜鉛が不足すると、味覚障害や生殖機能の減退、抜け毛や肌荒れの原因にもなるので、ぜひ意識してとるようにしたいものです。

甘栗は、熱した小石の中で甘味料とともにかきまわしながら加熱したものです。冬になると店先で甘栗を焼く香りに誘われて、つい買いたくなってしまいますよね。

香りの成分は、サツマイモと同じメチオナールです。昔からイモのことを「栗より（九里）よりうまい十三里」と称しましたが、栗の味がそれほど愛されていたことと、香りが似かよっていることの証明です。

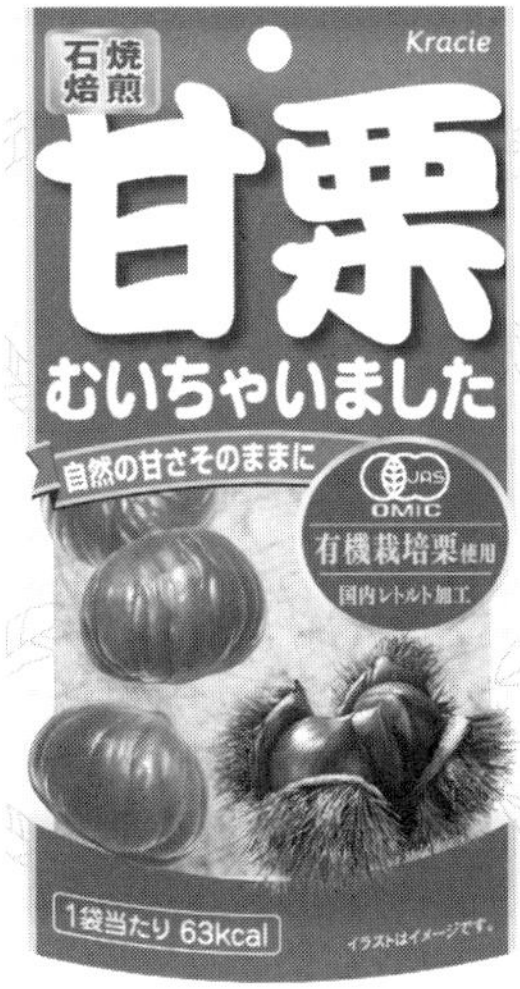

甘栗むいちゃいました

アワードに認定した**甘栗むいちゃいました**は、中国河北省で有機栽培された木からとれた栗を遠赤外線焙煎でじっくり焼いてから、1粒1粒皮をむいたもの。

ただ残念なのは、渋皮を向いてしまったことです。じつは栗の渋皮には高濃度のポリフェノールが含まれているのです。商品としては……仕方がないことかもしれませんが。

Healthy Beauty Selection
飲料
アワード
★★★
Nagumo Golden Award

Reset Time（リセットタイム）
【㈱i・ライフソリューションズ】

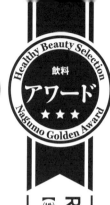

Healthy Beauty Selection
飲料
準アワード
★
Nagumo Golden Award

リセラウォーター【ドクターリセラ㈱】

飲料水の審査基準

飲料水に関しては、アワード認定の際に、次の審査基準と採用ポイントを設けました。

①硬水か軟水か——日本人がなれている軟水
②アルカリ水か酸性水か——体にやさしいかどうかでアルカリ水
③水道水のようにトリハロメタンを含んでいるかどうか——含まれていないこと

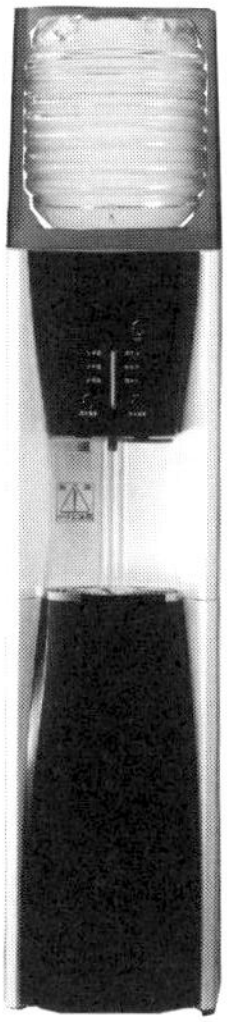

Reset Time

④発がん物質を含んだ水であるかどうか
——もちろん絶対に含んでいないこと

①から③については、水の成分を調べればすぐにわかることなのですが、アワードの認定の際に最も注意したのが、④の発がん物質を含んでいるかどうかでした。

というのは、私たちの体は約60％、お年寄りでも50％、子どもだと70％近くが水でできているので、毎日どのような水を摂取しているのかが、健康な体を保つ上で非常に重要だからです。

子どもは、これからの人生が長いので、その分とる水も多くなるわけです。だから、とくにこだわる必要があります。

今飲んでいる水は大丈夫？

では、発がん物質が含まれていないのは、どの飲料水なのでしょうか。

コンビニなどで売られているミネラルウォーターは、ほぼ全滅。なかでも富士山の麓など、ゴルフ場がたくさんあるところを取水地としている飲料水は危険です。

みなさんも農薬の有害性についてはよく知っていると思いますが、今は農地でも農薬を極力減らすようになっています。しかしゴルフ場では、大量の除草剤や農薬・化学肥料がまかれていて、その量は農地の数倍。それが地下にしみ込み、岩盤をつたって取水池からのわき水となり、ミネラルウォーターとして売られているのです。

また、フランス製の某飲料水には、「硝酸態窒素」という物質が含まれています。これは化学肥料の中に含まれている物質で、体内でアミンという物質と結合すると、ニトロアミンという強力な発がん物質をつくり、消化管のがんや不妊症を引き起こします。

私たち「命の食事」は、この硝酸態窒素と、加工肉に含まれる亜硝酸塩の摂取に対して警鐘を強く鳴らしていますが、現在市場に出まわっている製品で、これらが含まれていないものはごくわずかです。

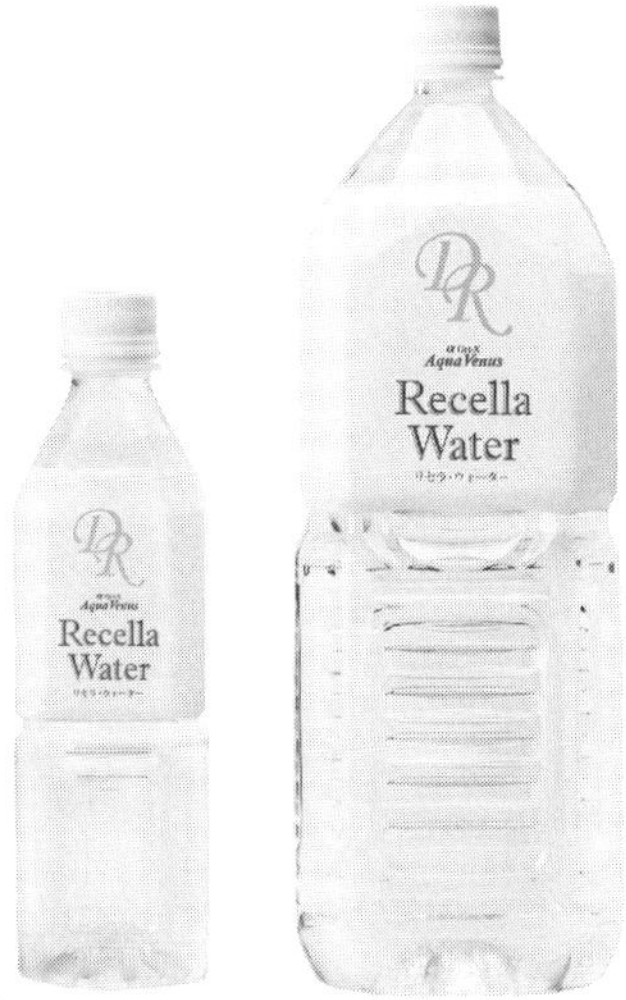

リセラウォーター

今回アワード、準アワードに認定したのは、どちらも①から④の審査を通過した硝酸態窒素ゼロの飲料水です。

アワードは温泉地、島根県浜田市の地下水からとった飲料水、**Reset Time**。2リットル入りののペットボトルと、定期購入のウォーターサーバーの両方があり、毎日使える飲料水として、とても利用しやすいものです。

そして準アワードの**リセラウォーター**は、沖縄の深層水からとった飲料水。その水は化粧水としても商品化されています。準アワードにしたのは、500㎖のペットボトル1本が350円と、多くの人が利用するには値段が少々高いからです。

Healthy Beauty Selection
飲料
アワード
★★★
Nagumo Golden Award

爽健美茶
【コカ・コーラ ボトラーズジャパン㈱】

日本食を食べるときや、ほっと一息入れるとき、緑茶はどうしても飲みたくなるもの。しかし、緑茶はコーヒーと同様に、興奮剤、利尿剤としても用いられるカフェインを多く含んでいるので、飲みすぎには注意したいですね。

また、湯飲み茶碗に茶渋がつくのを見ればわかるとおり、緑茶はとても灰汁《あく》の強い飲み物です。風味、風合いで私たちに楽しみをくれている反面、体の消化管に負担を与える原因になります。

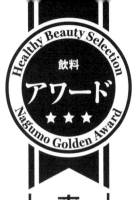

今回アワードに認定した**爽健美茶**は、はとむぎ、玄米、大麦、どくだみ、はぶ茶、チコリー、月見草、ナンバキビ、オオムギ若葉など、12種類の自然素材をブレンドしています。ポリフェノールを豊富に含み、抗酸化作用、抗菌作用、創傷治癒作用で私たちの体を守ってくれるだけでなく、食物繊維やビタミン、ミネラルも多いので、腸内環境を整え、病気

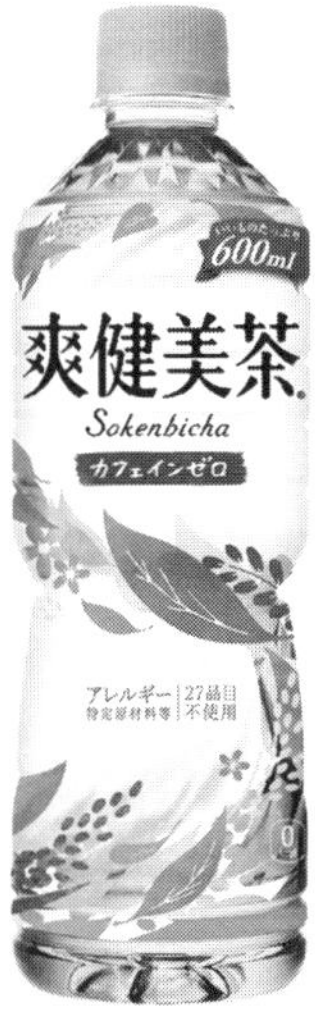

爽健美茶

を予防してくれます。

さらにカフェインが入っていないので、妊婦や乳幼児にも安心です。夜寝る前に飲んでも、なかなか眠れなかったり、トイレに起きたりする心配もありません。

消費者庁が定めるアレルギー特定原材料27品目も使っていないので、アレルギーをもっている人にも安心です。

硝酸態窒素の含有量については不明なので、メーカーによる調査をお願いします。

Healthy Beauty Selection
飲料
アワード
★★★
Nagumo Golden Award

有機豆乳

【スジャータめいらく㈱】

大豆は、日本人が古来からずっととってていたタンパク源。そして女性にとっては、乳がんのリスクを減らし、骨粗しょう症を予防する大豆イソフラボンが含まれているため、注目度の高い食べ物です。

とはいえ、大豆タンパク質にアレルギーをもつ人も大勢います。そういう人が大豆のまま食べると、危険なことにもなりかねません。

そこで、この大豆タンパク質を乳酸菌の力で発酵させ、ヨーグルトにすると、アレルギーを起こしにくくなるのです。

その主役は**有機豆乳**。スーパーやお店で1リットルパックを買ってきて、家でその1リットルの有機豆乳に、乳酸菌小さじ1杯を加え、ヨーグルトメーカーに入れ、37℃で12時間すると、豆乳ヨーグルトのできあがりです。

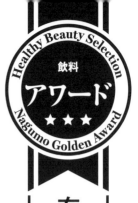

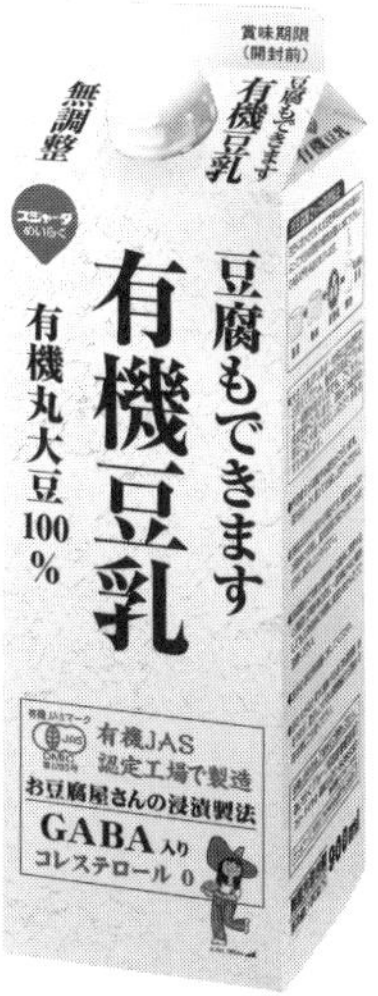

有機豆乳

このヨーグルトは、とくに女性にお勧めで、毎日これをとり続けると腸の中にエクオール産生菌がつくられ、これが常在菌として繁殖すると、イソフラボンをしのぐほど女性ホルモン補充作用をするようになります。

つまり、ホルモンの欠乏状態にある閉経後の女性には、若返りを促し、骨粗しょう症を防ぐ効果があるのです。また、逆にホルモンが過剰な人にとっては、ホルモン依存性のがんを減らす働きもあります。

豆乳はどこのスーパーでも見かけますが、この有機豆乳でヨーグルトをつくると、ほかとは比べものにならない芳醇さです。

Healthy Beauty Selection
飲料
アワード
★★★
Nagumo Golden Award

カフェラテ【㈱ローソン】

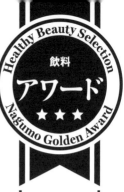

仕事の合間などに、一息ついてコーヒーを飲むと、なんだかホッと落ち着きますよね。それは、コーヒーには植物アルカロイドといって、脳に幸福感を与えることで常習性をきたすカフェインを多く含んでいるからです。ですから、1日5杯以上飲むと体に害を及ぼすこともあります。

とはいっても、1日に何回かはどうしても飲みたくなるという人もいると思うので、多くても1日の朝夕に2杯ずつなどと決めて、飲むのがいいでしょう。

私の場合は、1日2回、午後の5時まで、と決めて飲むようにしています。

お気に入りは、今回アワードに選定したローソンの**カフェラテ**。気軽に買って飲めて、値段も手頃でおいしい。

とくにミルクが秀逸で、全国にある店舗エリアごとに産地が決められていて、私が買う

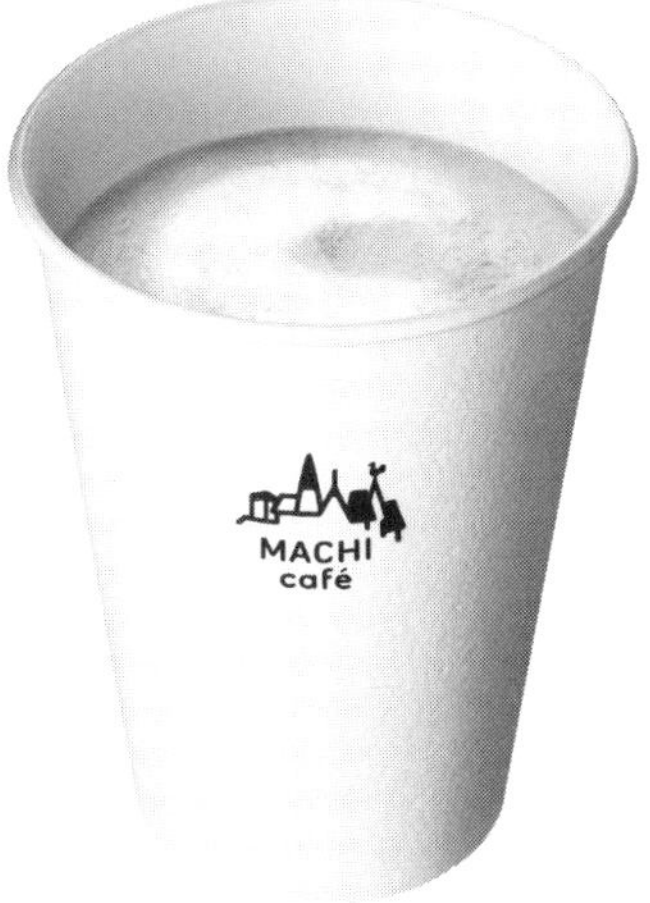

カフェラテ

カフェラテには、タカナシ乳業の低温殺菌牛乳が使われています。

低温殺菌牛乳とは、低い温度でゆっくりと加熱殺菌することで、タンパク質などの変性をできるだけ少なくし、しぼりたての牛乳のようなおいしさと香りを保ちます。

生乳100％の牛乳と、それに合ったコーヒー豆を使用するというこだわりです。

コーヒーミルクの関連で述べると、喫茶店によく置いてある、小さなプラスチック容器に入ったミルクは、トランス脂肪酸なので、使わないようにしましょう。

Healthy Beauty Selection
飲料
準アワード
Nagumo Golden Award

FORIVORA（フォリボラ）Tea Bag Coffee【コウセイ産業㈱】

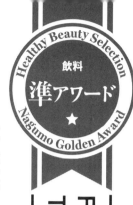

もう1つ、飲料部門で準アワードに選んだのはFORIVORA Tea Bag Coffee。東京・八王子にある老舗コーヒー店で焙煎されたコーヒー豆が工場に届くと、すぐにティーバッグに詰めて販売しています。

お湯がコーヒーをすり抜けてしまうドリップ式と違って、ティーバッグコーヒーをカップに入れてお湯の中でじっくり蒸らすことができるので、香りのある、深い味わいを楽しめます。

また、ティーバッグ式なので、お湯さえあれば、気軽にいつでもどこでもすぐに本格的なコーヒーが飲めるので便利。

私はカップ2杯分くらいのお湯にティーバッグを入れて、コーヒーを蒸らしたあとに無塩バターを入れ、ハンドミキサーでかきまぜ、バターコーヒーとして飲んでいます。

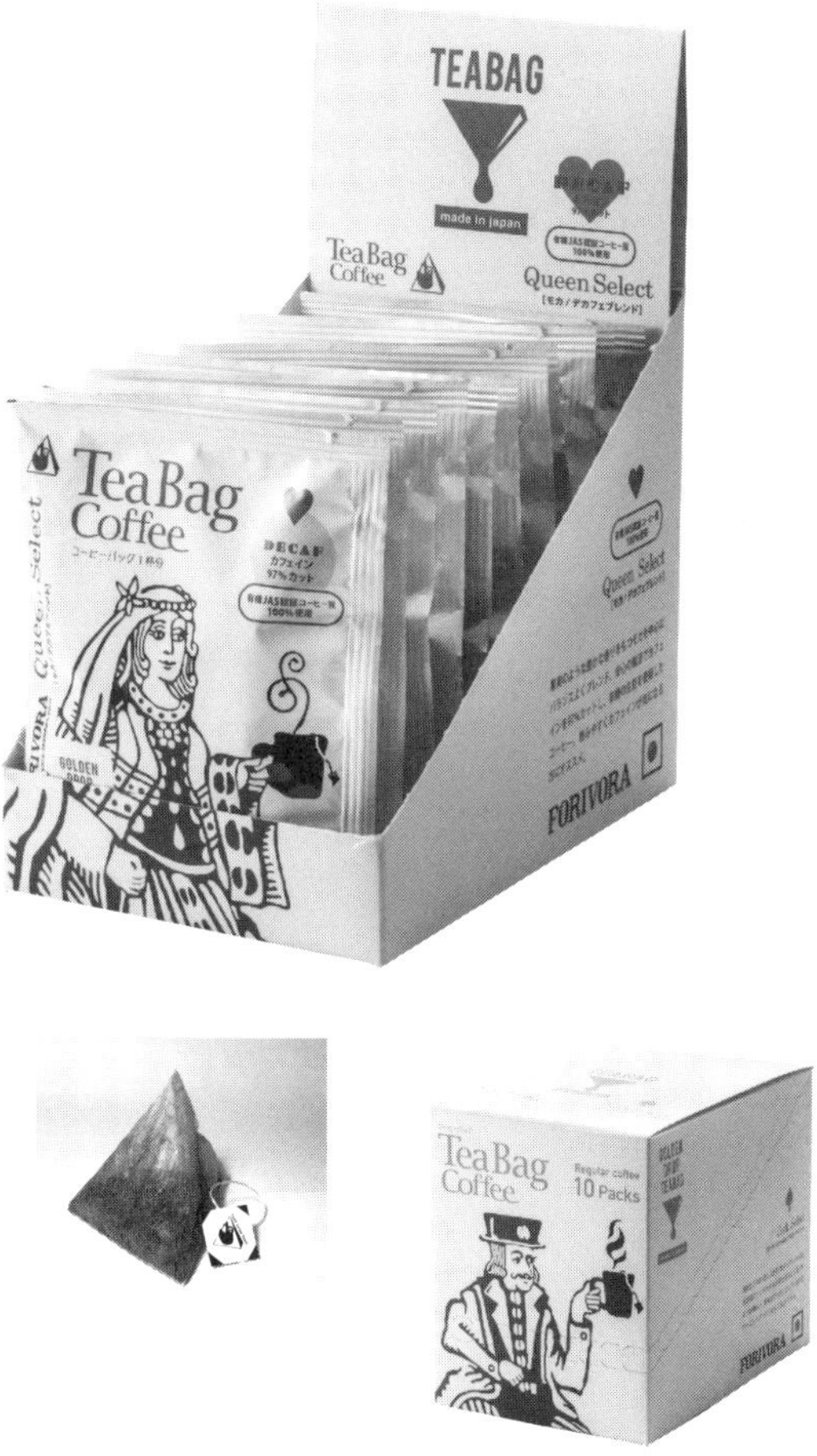

FORIVORA Tea Bag Coffee

Healthy Beauty Selection
飲料
アワード
★★★
Nagumo Golden Award

吉助〈赤〉芋麹焼酎

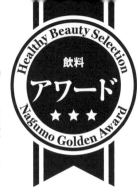

【霧島酒造㈱】

「ビール腹」という言葉もあって、お酒はカロリーが高いから太ると思っている人が多いようです。たしかにアルコールは1グラムが7キロカロリーもあるのですが、私たちの体は、それをエネルギー源に変えられないのです。1グラム10キロカロリーのガソリンを飲んでも太れないのと同じですね。ですからエンプティカロリーといって、アルコールだけをとっても太りません。

では、何が原因で「ビール腹」はできるのでしょうか。

それは、アルコールの中に含まれる糖質です。醸造アルコールには、ビール、日本酒、ワインを問わず、糖質が非常に多く含まれているのです。

そこで、私が糖質制限やダイエットをしている方に推奨しているのは、「蒸留酒」。蒸留酒といえばウィスキーやブランデー、テキーラ、ウオッカ、焼酎などが思い浮かぶと思い

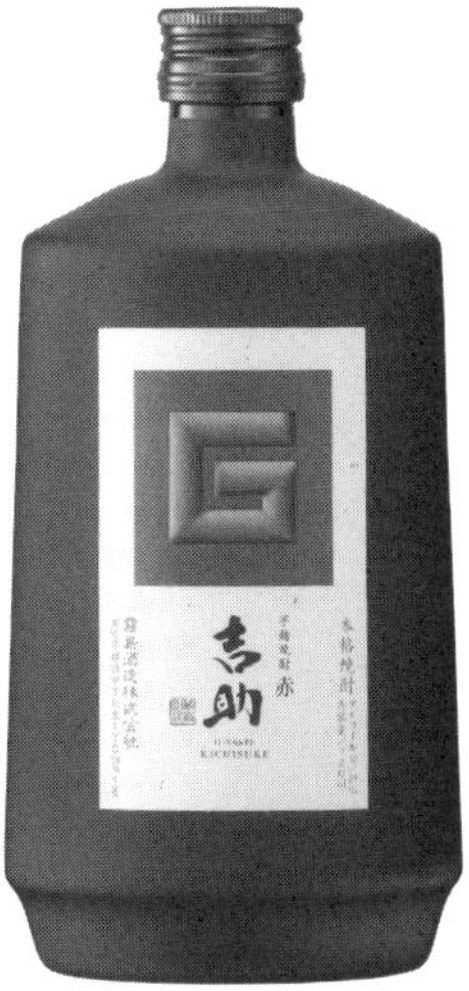

吉助〈赤〉芋麹焼酎

ますが、その中でも私がとくにお勧めするのは、芋焼酎です。

その芋焼酎の中でも、アワード認定の**吉助〈赤〉芋麹焼酎**は、高級焼酎の中では日本で一番売れているといわれる「黒霧島」の霧島酒造が、米ではなく芋から麹をつくって醸造した本格焼酎。芋本来の味わいと香りをもつお酒です。

芋焼酎はごぼう茶とも相性がよく、私はごぼう茶割りにして飲んでいます。おいしいお酒とともにポリフェノールも豊富にとれて、一挙両得です。

★★★ 第3章

健康&美容食品・用品部門アワード

Healthy Beauty Selection
健康補助食品
アワード
★★★
Nagumo Golden Award

CaMg（カルマグ）300【㈱日本機能性医学研究所】

私の机の上にはいつも、ＥＰＡ（エイコサペンタエン酸）とＤＨＡ（ドコサヘキサエン酸）のサプリメントが置いてあるのですが、いいものだとわかっていても、なかなか続けて飲むことができません。とくにサプリメントに関しては、おいしいと思えなければ、継続していくことは難しいものです。

その中で、アワードのCaMg300は、そんな私が「これはいいな」と続けている商品です。

人はある程度年齢を重ねていくと、マグネシウムが不足して、足がつったり、こむら返りを起こしたりすることが多くなります。私も以前は、毎日のようにこむら返りで苦しんでいました。

その対処法として、筋肉を興奮させる伝達物質であるカルシウムと、鎮静させるマグネシウムをバランスよくとることが大切です。そこで出合ったのがこのCaMgです。

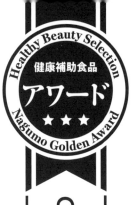

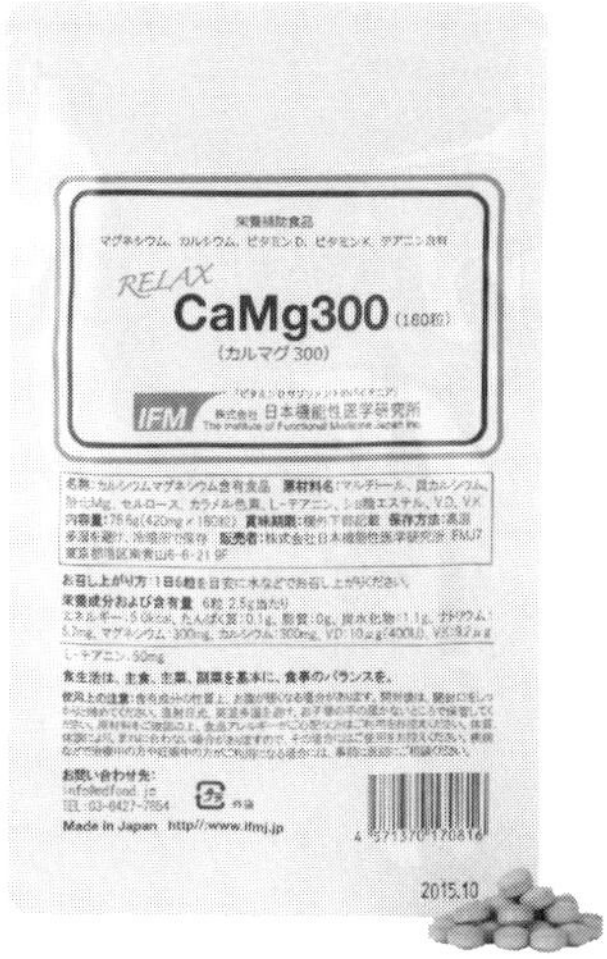

CaMg300

こむら返り対策としてその前にのんでいた酸化マグネシウムは、下剤の一種で吸水性が高いため、錠剤が口の中の粘膜にくっついてとてものみにくかったのですが、このCaMgは水なしで、おいしく噛んでのむことができます。

また、自然界の貝からとったカルシウムも多く含んでいるので、とても吸収力が強く、腸に与える影響も少ない。

スポーツをする人や、寝入りが悪い人、まぶたがけいれんする人、ストレスを感じてイライラしがちな人にもお勧めします。

Healthy Beauty Selection
健康補助食品
アワード
★★★
Nagumo Golden Award

VD1000【㈱日本機能性医学研究所】

最近、日本人はビタミンDが不足しているうえに、紫外線にあたることが極端に少なくなっているといいます。

ビタミンDの摂取量を高めれば、大腸がん、乳がん、卵巣がんの死亡率が減少し、紫外線の少ない地域では大腸がんをはじめとするがんがとても多いという研究結果が出ています。意識してビタミンDをとり、積極的に日にあたるようにしましょう。

ビタミンDには体の中のホルモンと似た作用があって、粘膜や腸、乳腺、脳など、さまざまなところに働いて、がんだけでなく、花粉症などのアレルギーや、ぜんそく、うつ、認知症、そして骨粗しょう症などを予防します。

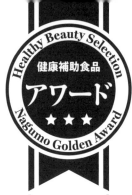

私は普段から、ビタミンDを多く含むキノコや小魚を干したものを積極的にとるようにしていますが、花粉症のシーズンにはそれだけでは間に合わないので、ビタミンDのサプ

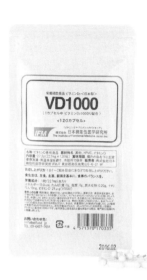

VD1000

リメントを活用しています。

アワードに認定したのはＶＤ１０００。製造過程で熱や圧力がかからないように、カプセルになっています。

今回アワードまでは認定していませんが、私はこれと一緒に、亜鉛が入っている日本機能性医学研究所の「newBasic」ものんでいます。

亜鉛は、私たちの体の新陳代謝やエネルギー代謝、免疫反応など、さまざまな働きを助けて、正常に維持してくれます。

ストレスの多い人や外食が多い人、ライフスタイルの乱れがある人などにも効果があります。

Healthy Beauty Selection
健康補助食品
アワード
★★★
Nagumo Golden Award

高麗紅参茶《こうらいこうじんちゃ》ゴールド
【㈱高麗貿易ジャパン】

私は外科医として、日本よりも海外の学会で先に認められました。そのため、韓国にも客員教授として毎年訪問していました。そのとき出合ったのが高麗人参茶です。

高麗人参は、朝鮮半島の厳しい環境の中で長い年月をかけて栽培されるウコギ科の多年草植物です。高麗人参を収穫したあとの土地では、ほかの植物は育たないといわれるほど大地の恵みを吸収した根の部分に、健康成分がバランスよく含まれています。

日本でも、江戸時代には病気のお父さんのために娘が身を売って手に入れたという話があるくらい高値で取引されていた貴重品。西洋医学が入ってくるまでは、漢方の万能薬として珍重されていました。

薬用成分はジンセノイドというサポニンで、糖尿病、動脈硬化、滋養強壮に効能があり、自律神経を整える効果もあるといいます。

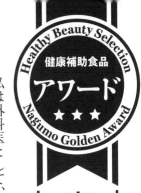

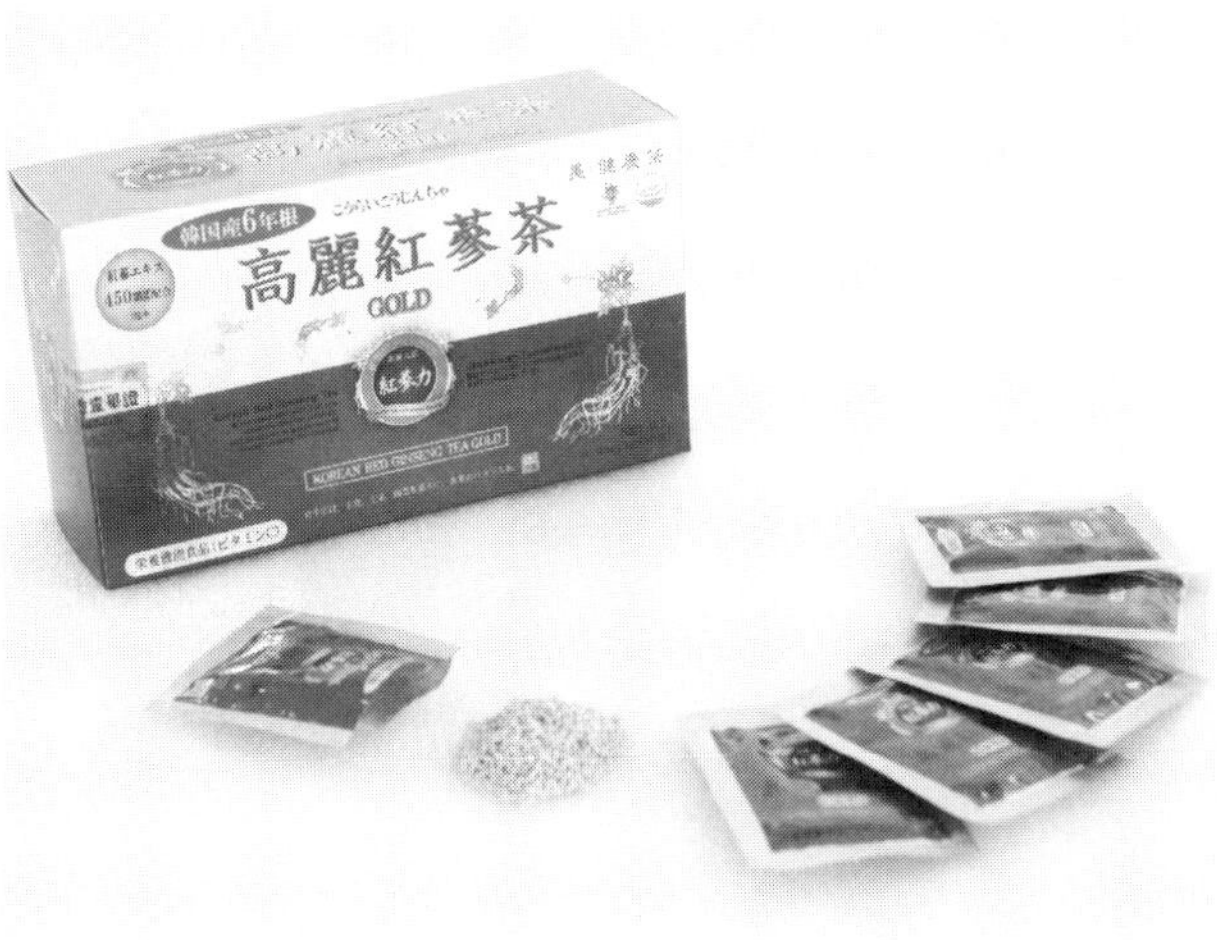

高麗紅参茶ゴールド

　一般の高麗人参は、味が苦く土臭く感じるので、飲むのに苦労することが多いのですが、今回アワードに認定した**高麗紅参茶ゴールド**は、飲みやすい顆粒タイプ。1回1包をお湯や水に溶かして服用します。

　私は毎日1包か2包を、お茶代わりに飲み続けています。お湯や水のほかに、芋焼酎などに入れてもおいしく飲めて、煮物料理に加えるとコクが増します。

　病気の回復期などの滋養強壮や、慢性的な活力不足を感じている方などにお勧めします。

Healthy Beauty Selection
健康補助食品
アワード
★★★
Nagumo Golden Award

バイオリンク【クロレラ工業㈱】

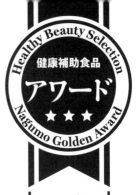

青魚が外敵に食べられる危険のある、海面スレスレのところを一生懸命泳いでいるのはなぜかというと、そこで光合成を行っている藻を食べているからです。
水辺にいるフラミンゴの体が赤いのも、じつはスピルリナという藻を食べているから。その藻に含まれるオメガ3脂肪酸を体内にとり入れることで、子孫繁栄につなげているのです。
油脂の項（46、48ページ）でも述べましたが、オメガ3脂肪酸をとると、体の中でEPAやDHAに変化します。なかでもDHAは動物の精液をつくるので、子孫繁栄にとても重要です。
また、脳と目を発育させるので、子どもの能力アップ、視力アップにつながります。この能力は、動物が自然界の驚異から身を守るためにはとても大切なのです。

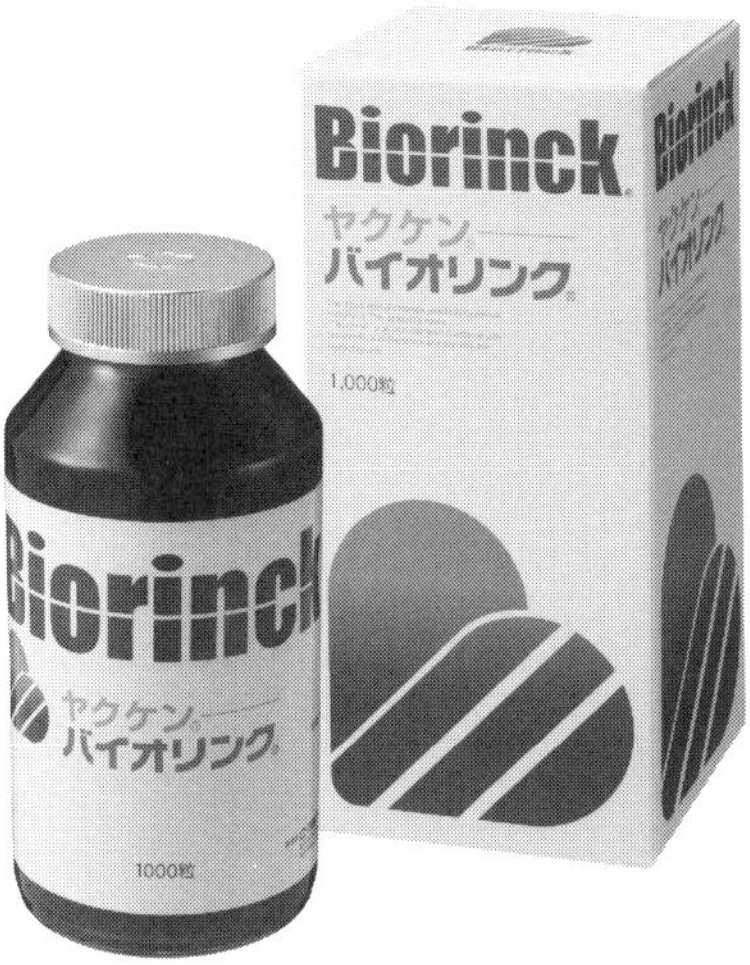

バイオリンク

現在、クロレラやスピルリナ、ユーグレナ、ミドリムシなどの藻の健康補助食品が、たくさん製品化されています。藻はとても体にいいので、みなさんにもぜひとってもらいたい食品です。

なかでもアワードに認定した**バイオリンク**は、私が毎日とっている食品。じつはクロレラは、藻の中でももっとも古くから補助食品として製品化されていて、私もずっとのんでいます。

オメガ3脂肪酸だけでなく、現代人が不足しがちなビタミン、ミネラル、食物繊維などが豊富に含まれているので、お勧めします。

Healthy Beauty Selection
健康補助食品
アワード
★★★
Nagumo Golden Award

仁丹【森下仁丹㈱】

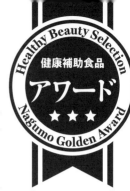

明治38（1905）年に誕生してから113年。時代は変わっても、銀色の小さな丸い粒の**仁丹**は、中身も処方も変わらずに、今でも医薬部外品としてロングセラーし続けています。

仁丹は、口の中の清涼剤の携帯版として、日本では先駆けの商品。現在も、ミント系やフルーツ系フレーバーの口臭清涼剤が多く販売されている中で、その独特の生薬の香りは、小さいながらも、頼りになる存在感を示しています。

じつは私も、長い間仁丹を利用し続けている一人。外出するときはいつも携帯していて、とくに講演会で人前で話すのに緊張するときなどは、重宝しています。タンもからまず、気分がスッキリして落ち着きます。

これは、仁丹に配合されている甘草、桂皮、丁字など16種類の生薬が、口の中をサッパ

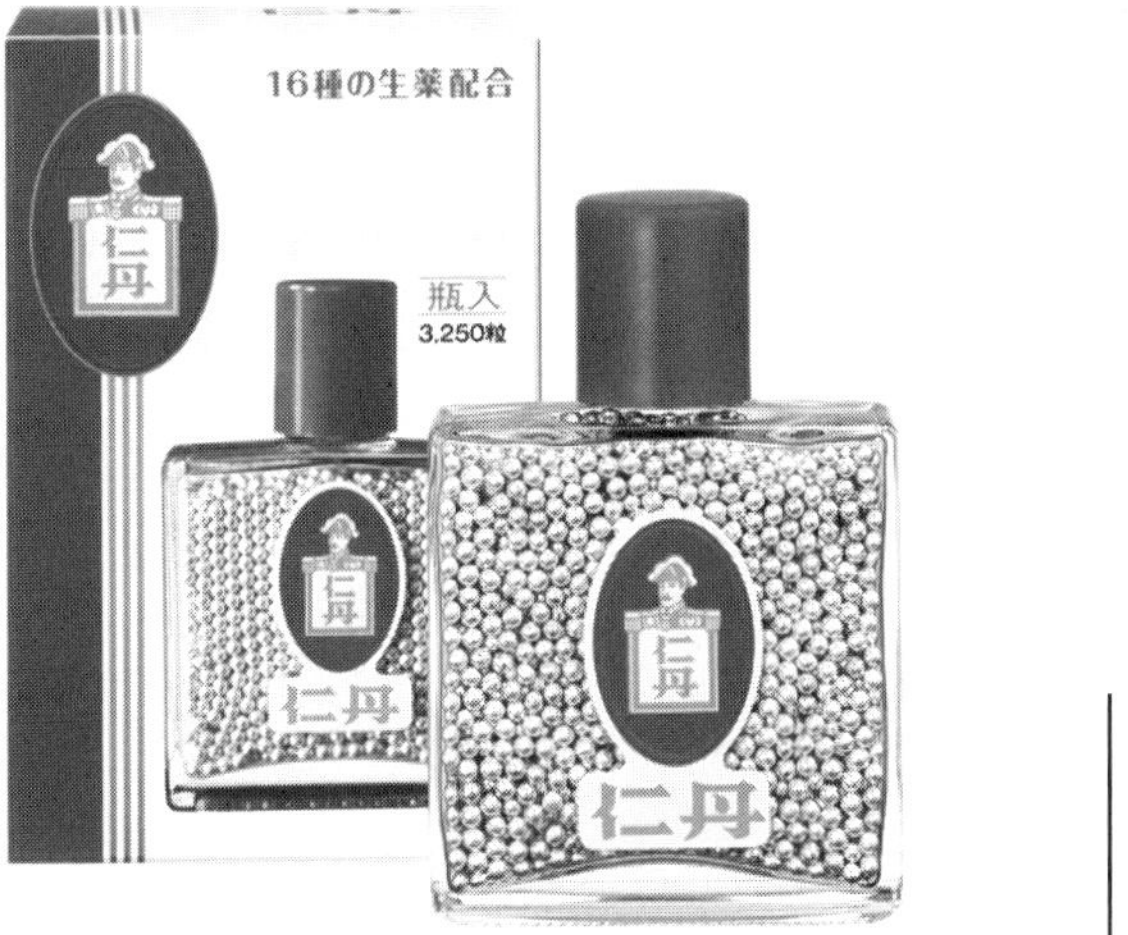

仁丹

りさせるほかに、タンの切れをよくするからです。

一般的に年を重ねていくと、タンがからむなど、閉そく性の呼吸障害を起こしがちで、そのタンなどの分泌物を肺の中に吸い込むと、誤えん性の肺炎を起こすことがあります。

喉がイガイガして、タンがからみがちな方は、普段から仁丹を携帯するといいでしょう。のどがスッキリすれば、気分もリフレッシュします。

こうした仁丹の価値は、今だからこそ再評価されるべきだと思います。それがアワードの理由です。

Healthy Beauty Selection
健康飲料
アワード
★★★
Nagumo Golden Award

あじかん焙煎ごぼう茶【㈱あじかん】

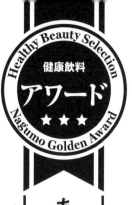

ポリフェノールは抗酸化作用、抗菌作用、創傷治癒作用の3つの働きによって、私たちの体を守ってくれます（82ページ参照）。私たちが日常食べている野菜の中で、このポリフェノールを一番多く含んでいるのはゴボウ。土の中の厳しい環境で育つために、自らの身を守るポリフェノールを、より多く必要とするからです。

ということは、私たちは毎日キンピラゴボウを食べればいいのですが、それでは塩分のとりすぎになってしまい、飽きてしまいますよね。

そこで嗜好品のお茶にすれば、無理せずに、おいしくたくさんとれるだろう、と考えてつくったのが、アワードの**あじかん焙煎ごぼう茶**です。

ただし、ごぼう茶であれば、どんなものでもいいということではありません。よいごぼう茶をつくるためには、①よい素材、②優れた焙煎技術、の2点が必要です。

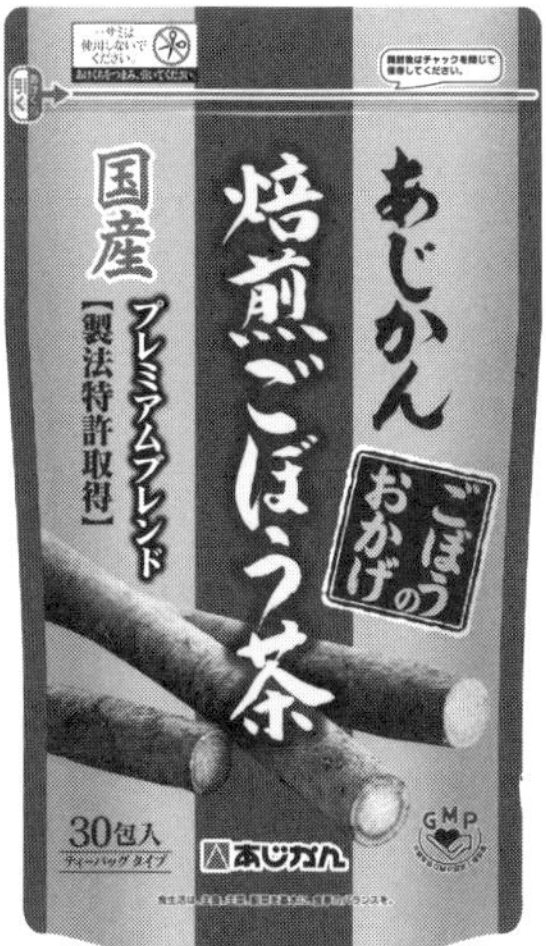

あじかん焙煎ごぼう茶

①については、たとえば折れたり、傷ついたり、二股になったりしたB級品は問題外。過酷な環境の中でも一回り太く、長く育ったゴボウは、それだけ生命力をもっています。

②は、ごぼう茶としてポリフェノールを有効に溶け出させるには、ゴボウの皮がついたまま処理し、じっくり焙煎する技術が必要です。そうすることで、臭みやえぐみのない、おいしいごぼう茶ができあがるのです。

ごぼう茶は、緑茶よりも水溶性の植物繊維が豊富です。飲めば腸内環境が整い、胃にも負担のない毎日をスッキリ過ごせるようになるでしょう。

Healthy Beauty Selection
健康飲料
アワード
★★★
Nagumo Golden Award

たもぎ茸の力【㈱スリービー】

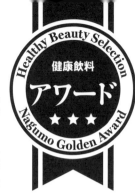

タモギタケは、おもに北海道で自生するヒラタケ科の食用キノコ。香りがよくて、とてもおいしく、以前は夏の短期間にしかとれなかったので〝幻のキノコ〟とも呼ばれていました。

近年は、バイオテクノロジーによる人工栽培ができるようになり、天然のタモギタケと同じ味を楽しめるようになりました。とくにダシのうまみが格別なことから、成分に関する研究も進み、有用なものが豊富に含まれていることがわかっています。

その中でも、アミノ酸の一種である「エルゴチオネイン」は抗酸化作用が、なんとビタミンEの7000倍！　同じキノコのヒラタケもエルゴチオネインを比較的多く含んでいるのですが、それでもタモギタケの5分の1しかありません。

このエルゴチオネインの抗酸化作用は、薄毛や老化、認知症、動脈硬化、がんなどの予

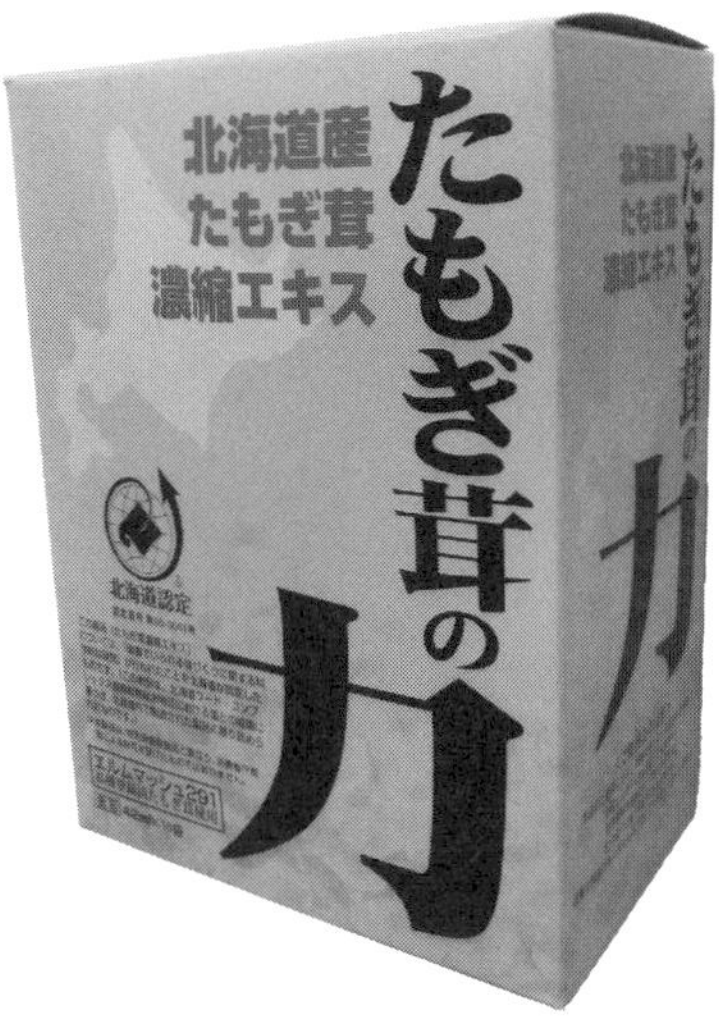

たもぎ茸の力

防に効果的です。

ただ、生のタモギタケは、北海道以外ではあまり目にする機会はないようです。そこで注目したいのが、アワードに認定した**たもぎ茸の力**。タモギタケの濃縮されたエキスが1つ1つの袋に入っています。

これをとるのに一番有効なのは朝です。たもぎ茸の力をお湯に溶かし、それにバターと青汁を入れて、電子レンジで温めると、「グリーンスープ」のできあがりです。

朝食をとる時間がない人や、体にいいものをとりたい人、ダイエットをしている人にお勧めです。

Healthy Beauty Selection
健康飲料
アワード
★★★
Nagumo Golden Award

あじかんのおいしい青汁（焙煎ごほう入）

【㈱あじかん】

今では多くの人が利用するようになった青汁。以前はケールというアブラナ科の植物がおもに使われていましたが、最近では藻類を中心として、クロレラやスピルリナ、ユーグレナ、ミドリムシなど、種類が豊富です。

青汁は生物をそのままのかたち、つまり完全栄養に近いかたちで加工するので、成分バランスがとれていて、体にとてもいい健康飲料なのです。食物繊維、ポリフェノール、カリウム、カルシウム、そしてオメガ3脂肪酸がとれます。

なかでも今回アワードに認定した**あじかんのおいしい青汁（焙煎ごぼう入）**は、桑葉、胡麻若葉に、あじかんが焙煎したゴボウが入っていて、栄養のバランスがとてもよく、スッキリしていて飲みやすいので、私も愛飲しています。

ただ、青汁に含まれているポリフェノールは、油と一緒にとらないと吸収されにくいの

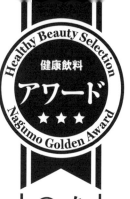

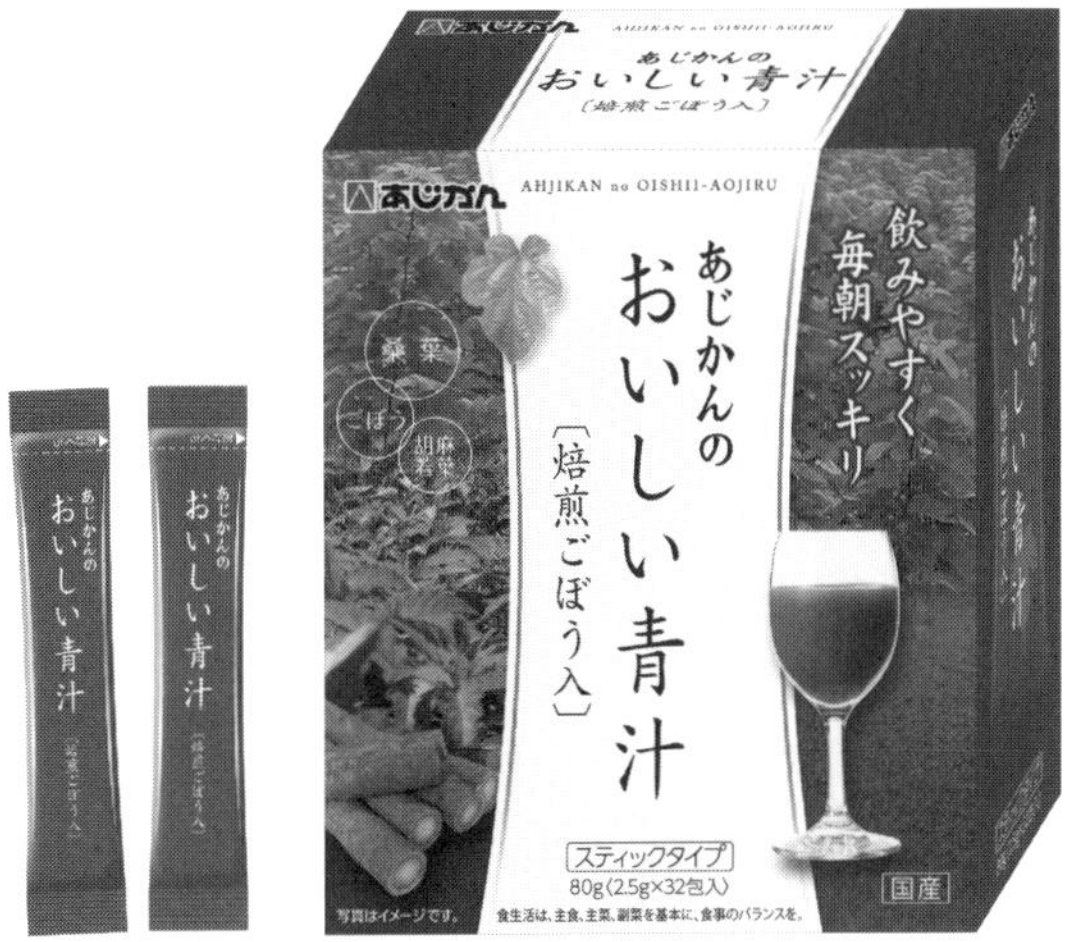

あじかんのおいしい青汁(焙煎ごほう入)

で、飲み方には少しだけ工夫がいります。青汁をコップに入れたら、その中にエゴマオイルを少したらして、撹拌しながら飲みましょう。毎日飲めば体が若返ります。

また、トマトジュースとビールを半々で割ると、「レッドアイ」というカクテルになりますが、冷たい青汁とビールを半々で割った「青汁ビール」もお勧めです。

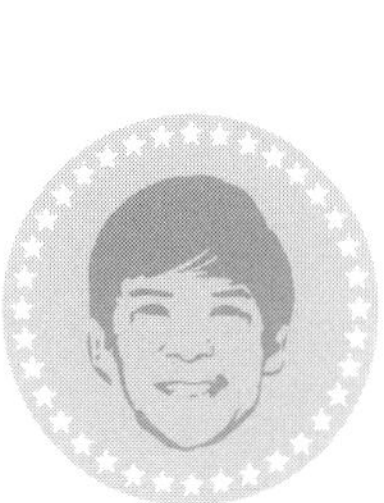

Healthy Beauty Selection

健康飲料

アワード

★★★

Nagumo Golden Award

南雲湯《なんうんとう》

【山本漢方製薬㈱】

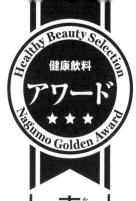

私の家は江戸時代から続く漢方薬局で、「女人散」という婦人薬をつくっていましたが、明治になって曾祖父の代で医家に変わり、私も4代目として乳がんの専門医になりました。しかし、代々続いていた秘伝の漢方処方が散逸してしまい、それを受け継げなかったことは、私にとって大きな心残りでした。

それがあるとき、山本漢方製薬さんとの共同開発の話が持ち上がったのです。そして新たにプロデュースしたのが、アワードの**南雲湯**です。

これは、「女人散」と同じ、とはいかないかもしれませんが、ゴボウやハトムギ、チコリ、ショウキョウ（生姜）、チンピ、ウコンなどが入った漢方の薬湯のもとです。

700～1000ccの水に、1包を入れて煮出すだけで、お茶として飲んでもよし、料理のダシとして使ってもよし。とくにカレーやポトフで肉を煮込むときに鍋に入れておく

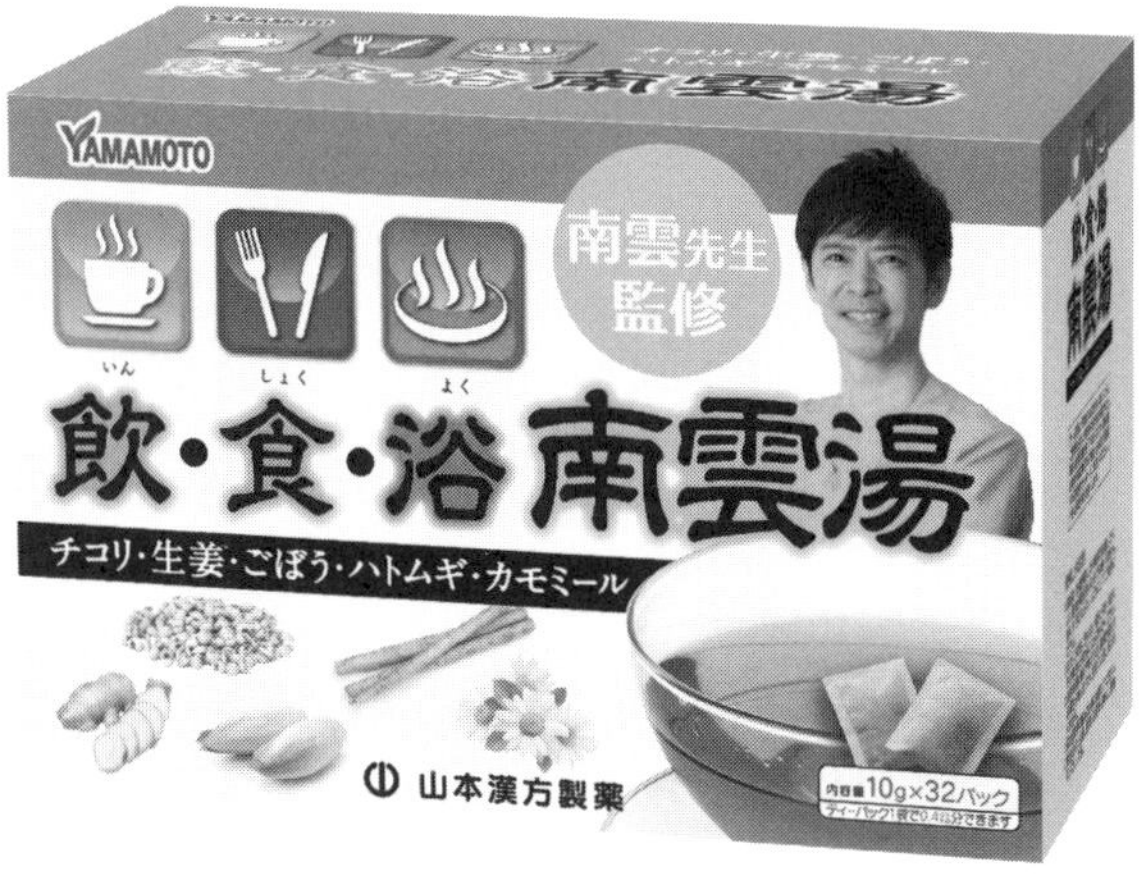

南雲湯

だけで、灰汁《あく》をとり、肉をやわらかくしてくれます。

また、お風呂に入るときに、1、2包を湯船に浮かべておけば、肌の汚れをとって、新陳代謝を活発にし、体を芯から温めてくれます。

お茶、料理、お風呂にと、マルチな使い方を楽しめます。

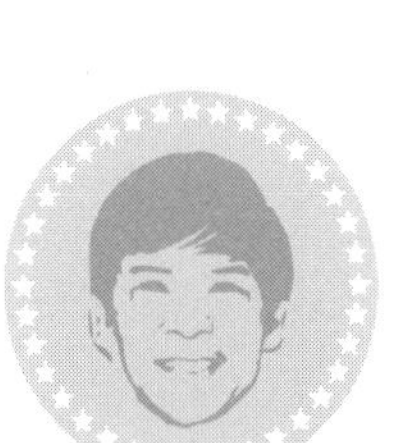

Healthy Beauty Selection
健康飲料
アワード
★★★
Nagumo Golden Award

効酸果

【㈱アビオス】

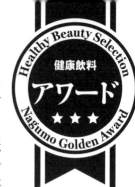

アサイーは、南米のアマゾン川流域に分布するアサイヤシの果実。熟すと濃い紫色になって、その姿がブルーベリーに似ているため、アサイーベリーとも呼ばれています。

種が大きく、食べられる部分は少ないのですが、栄養分は豊富で、ポリフェノールや鉄分、カルシウム、食物繊維を多く含んでいるため、アマゾンの原産地では、昔から栄養源や民間療法薬として重宝されてきました。

アサイーが一躍有名になったのは、アメリカの皮膚科医がスーパーフードとして紹介してからのことです。今では、私たちの体の老化を防ぐ抗酸化作用の高い果物として、ジュースや冷凍食品のスムージー、サプリメントなど、さまざまな製品になって販売されています。

アワードに認定したアサイージュースの**効酸果**は、化学添加物も砂糖も加えずに、サワ

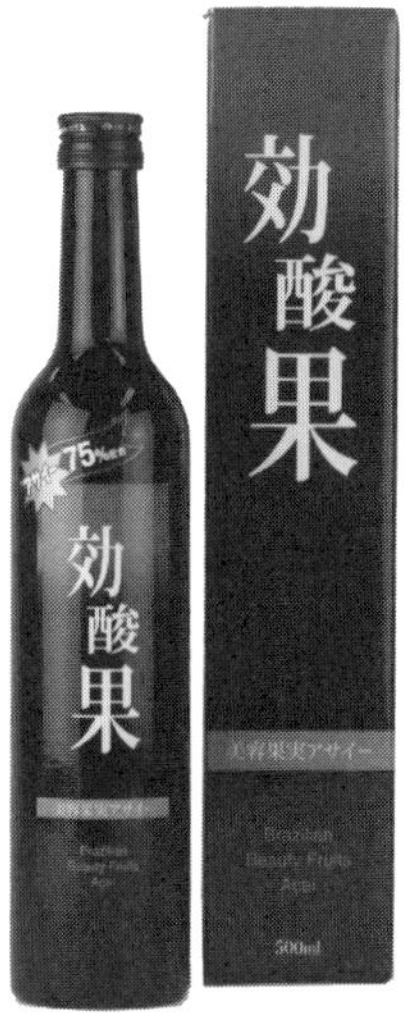

効酸果

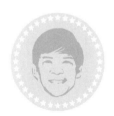

ーチェリーとレモンで、深い味わいとさわやかさをブレンドしたジュースです。

原料であるアサイーの果実が育つアマゾン川流域の環境保護や収穫する人々の生活、それにともなう果実の安全性などを考えた製品づくりにこだわっています。

とてもおいしいので、子どもも大好きです。家族全員で仲良く飲みましょう。

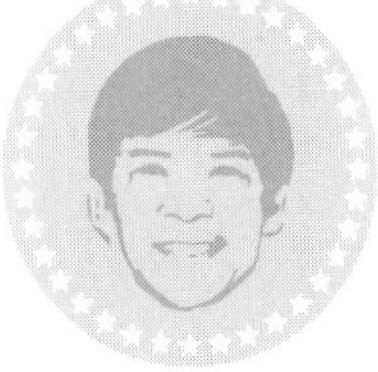

Healthy Beauty Selection
美容用品
アワード
★★★
Nagumo Golden Award

ラピッドラッシュ（まつげ用）

【ベリタス販売㈱】

患者さんのがんの治療では、抗がん剤の影響によって、髪の毛だけでなくまつげや眉毛が抜け落ちることがよくあります。そのときに私は、用途別にさまざまな養毛剤を勧めるようにしています。

まつげ専用の養毛剤は、アメリカのアラガン社からいくつか出ています。主成分はビマトプロストといって、元々は緑内障の目薬ですが、これを目にさしているうちに、まつげが濃くなったという臨床データから、アメリカの厚生労働省ともいえるＦＤＡ（食品医薬品局）の認可を受け、まつげの養毛剤として製品化されたものです。

たとえば個人輸入で手に入るルミガンという製品は、ほかの製品の価格の半額以下ですが、刺激が強くて、目がかゆくなってまぶたが腫れたり、色素沈着を起こしたりすることがあります。こういう製品がいくつか販売されているので要注意です。

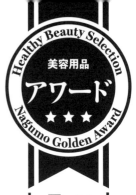

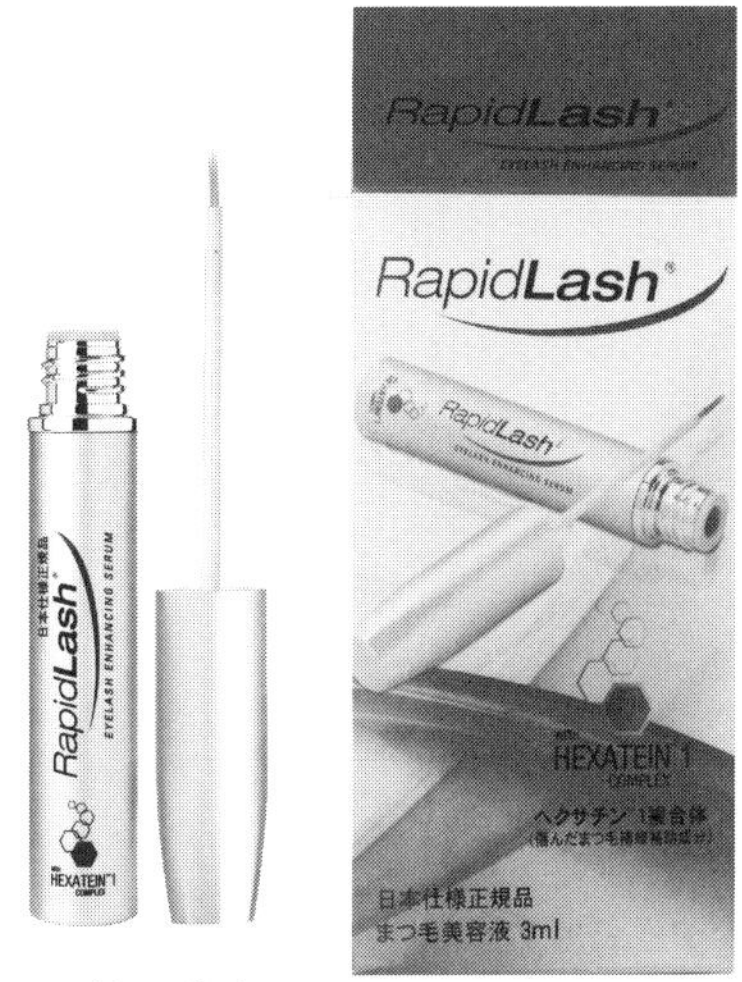

ラピッドラッシュ（まつげ用）

安全なものを使いたいなら、今回アワードに認定したベリタス社の**ラピッドラッシュ（まつげ用）**がいいでしょう。アメリカ製品ですが、日本人向けに、厚生労働省が定める化粧品基準に合わせた成分でつくられています。

界面活性剤やシリコン、防腐剤、着色料、香料は含まれず、刺激が少ない。夜の洗顔後にまつげの根元にアイライナーのように塗るだけで、傷んだ毛を修復し抜け毛対策にもなります。

同じベリタス社からは、眉毛用のラピッドブロウも出ていて、抗がん剤の患者さんや、更年期で眉毛が薄くなった男性にもお勧めしています。

Healthy Beauty Selection
美容用品
アワード
★★★
Nagumo Golden Award

クリスタルネイルシャイナー

【㈱東京企画販売】

「爪を見れば、その人の健康状態がわかる」という言葉があるように、爪は私たちの体調のバロメーター。

みなさんの爪の状態はどうでしょうか。縦スジができたりしていませんか？

爪の縦スジは、乾燥と加齢が主な原因です。段ボール紙は、2枚の紙の間に波状の紙が1枚挟まっていますよね。あれは重量がかかっても折れないように、補強するための構造です。爪もそれと同じです。折れないように補強の縦スジが入っているのです。

顔や首のシワと同じで、年齢とともに爪が弱くなり乾燥してくると、スジが目立って見えるようになります。ほうっておくと、溝が深くなって爪が割れたり、はがれたりと、さまざまなトラブルにつながってしまいます。

そこで普段から爪の手入れをしようと、市販のよくある爪磨きを買って磨いていると

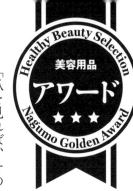

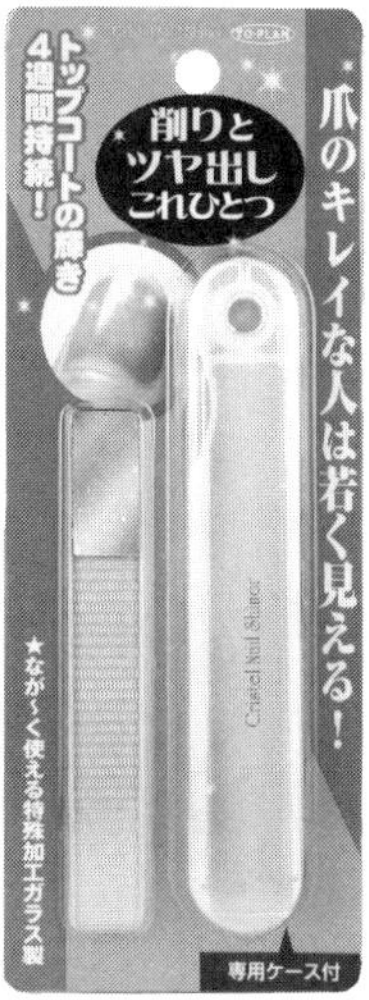

クリスタルネイルシャイナー

……削りすぎて爪自体が薄くなり、折れたり割れ目ができたりして、また困った状態になってしまいます。

そんな爪のトラブルを解決してくれるのが、アワードに認定した**クリスタルネイルシャイナー**です。特殊加工ガラスでできたスティックで爪を軽くこするだけで、きれいな削りとツヤだしができます。使ったあとはそのまま洗ってケースにしまえばいいだけ。長く使えて衛生的です。

爪のトラブルをもつ人、とくにお年寄りにとっては必携です。

Healthy Beauty Selection
美容用品
アワード
★★★
Nagumo Golden Award

チェントンツェ エキストラバージン オリーブオイル ヘアクレンジング
【㈱味とサイエンス】

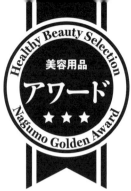

髪や頭皮の質は千差万別ですが、肌に合わない刺激の強いシャンプーを使い続けると、フケやかゆみ、切れ毛、薄毛、抜け毛などの原因をつくります。

シャンプー選びの第一条件は、このあとのせっけんの項で詳しく述べますが、まずは頭皮を傷めたり、皮膚炎のもとになったりする化学物質の入っていないシャンプーやコンディショナーを選ぶことです。

髪や頭皮の質は、私のようにお風呂に入るときに、体と一緒にシャボン玉の浴用石けんで洗うだけでも十分に保てると思います。

ただ、髪や頭皮にダメージがあったり、髪が薄かったり、またはきれいな髪を保ちたいという方には、アワードの**チェントンツェ エキストラバージン オリーブオイル ヘアクレンジング**を勧めています。

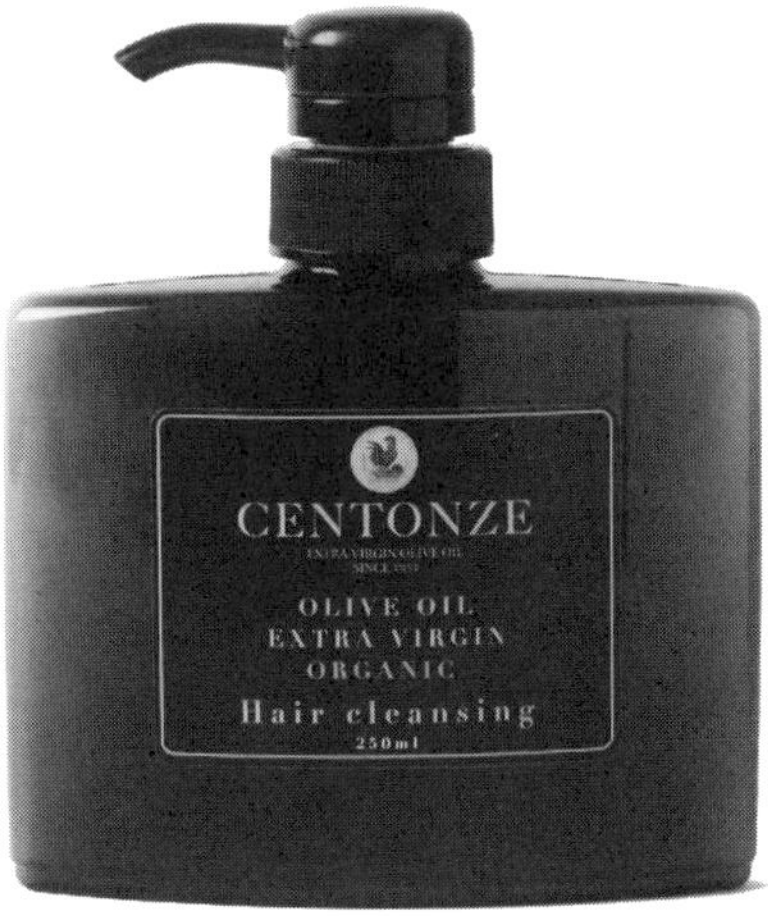

チェントンツェ エキストラバージン オリーブオイル ヘアクレンジング

このヘアクレンジングは、モナコ王室御用達のオーガニックのオリーブオイルでつくられた、シャンプーとヘアトリートメントのオールインワンタイプです。

オリーブオイルに含まれているオレイン酸は、私たちの体の皮脂にも含まれている成分で馴染みがよく、頭皮の古い皮脂を取り除きます。また、その抗酸化作用が、頭皮の潤いを保ちながら、髪に水分と油分を補ってくれます。

ゴボウの根やパセリ、キュウリのエキスなども含まれていて、地肌ケア、育毛にも効果がありそうです。

Healthy Beauty Selection
美容用品
アワード
★★★
Nagumo Golden Award

リアップX5プラス【大正製薬㈱】

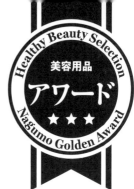

私も髪の毛が薄くなってきたような気がして、毛生え薬はいろいろと試してきました。有効なものがなかなか見つからないと思っていたときに効用が明らかにされたのが、ミノキシジルです。これはもともと血圧を下げる薬なのですが、アメリカで発毛効果が認められ、今では世界90カ国以上で承認されています。

私はミノキシジルの注射薬を月に1回打つことで、髪の毛がフサフサになりました。薄毛治療の専門病院やクリニックであれば扱っているので、試してみるのもいいでしょう。

「お医者さんに行かなくても」という方は、アワード認定の**リアップX5プラス**を使うといいでしょう。ミノキシジルが配合されていて、公的にも発毛効果が認められています。

発毛剤は男性のものという印象がありますが、もちろん女性も同じ効果が得られます。

私たちの体は性ホルモンでコントロールされています。男性は睾丸から出る男性ホルモ

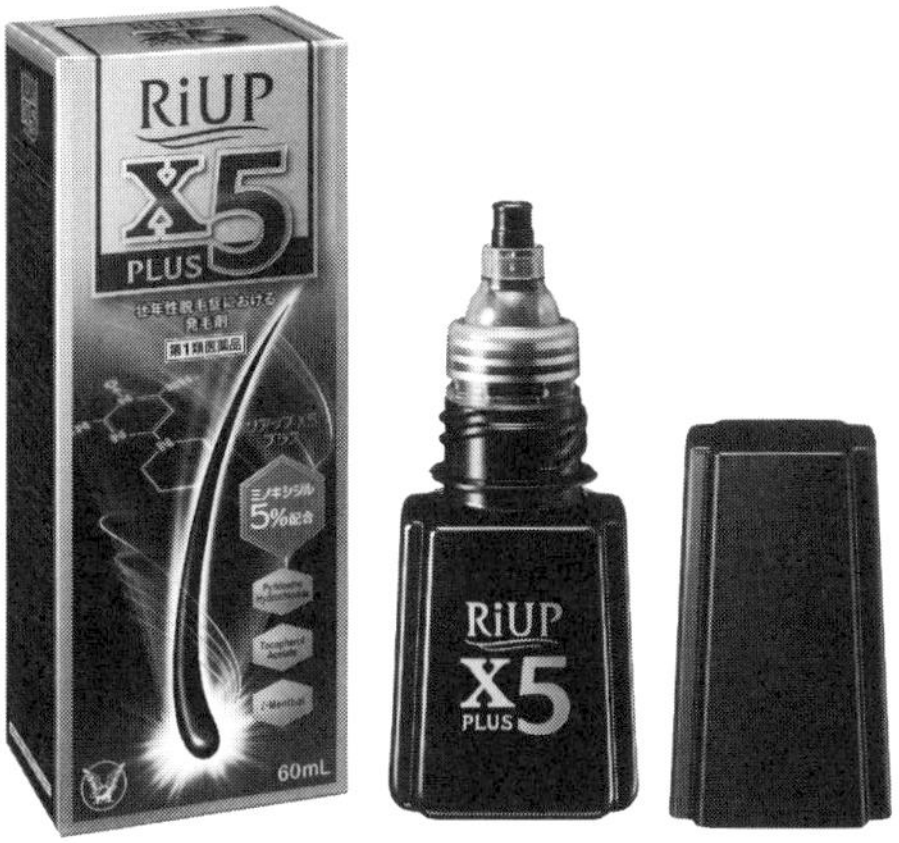

販売名：リアップX5プラスローション
第1類医薬品
壮年性脱毛症における発毛、育毛及び脱毛（抜け毛）の進行予防

ンです。男性ホルモンは、敵を威嚇し、異性を魅了するために、動物でいえばタテガミを濃く成長させる作用があります。

しかし生物学的にいえば、髪が伸びて目にかかると視界がさえぎられて敵に襲われてしまいます。そのため額の毛根には、多毛ホルモンである男性ホルモンを薄毛ホルモンに変える転換酵素にリダクターゼが備わっているのです。

この転換酵素の働きを抑えるのがフィナステリド。商品名はプロペシアという飲み薬で、医療機関で処方してくれます。副作用としては1％の確率で男性機能が抑えられる可能性ありとのことですが、私は試してみてさほど副作用はありませんでした。

Healthy Beauty Selection
美容用品
アワード
★★★
Nagumo Golden Award

INNOTOX（イノトックス）【Medytox社】

年齢を重ねてくると、どうしても気になるのが顔のシワ。でも、シワとりを謳っている化粧品は星の数ほどありますが、効き目のあるものが見当たりません。そこに救世主のごとく現れたのがボトックス治療です。効果があるのは半年間ほどですが、よく効きます。

この治療法はアメリカのアラガン社が開発し、もともとは顔面けいれんの患者さんの表情筋にボツリヌス菌の毒素を注射して改善したことからシワの治療にも認可されたのです。日本ではボトックスビスタの名称で厚生労働省でも認可されていて、専門の美容外科だけが取り扱っています。たとえば眉間や目尻のシワの皮膚に注射すると、笑いジワや表情ジワがとれます。

重度の腋臭症にも保険適応となります。

また、咬筋肥大症といわれるエラの張りにも効きます。咬筋肥大症は、噛む力が強かっ

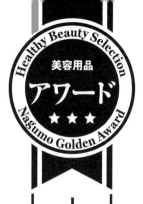

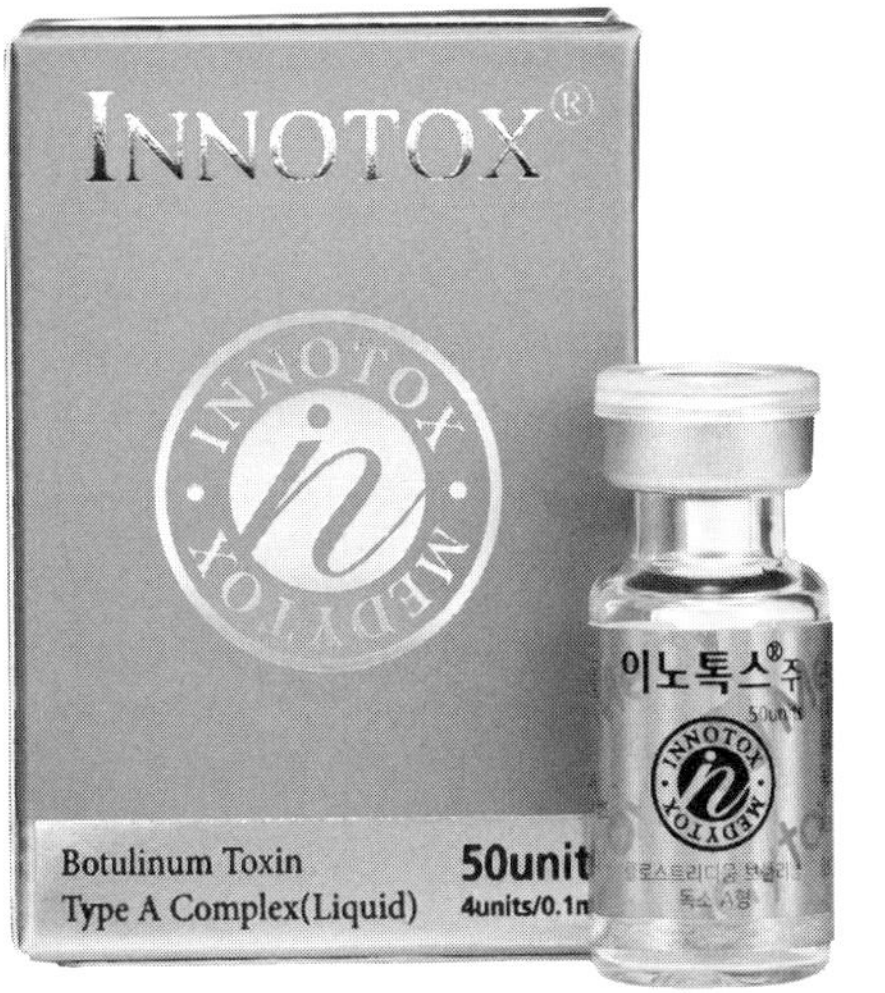

INNOTOX

たり、歯ぎしりがひどかったりすると、ものを噛む筋肉である咬筋が鍛えられて大きくなり、顔のエラが張る症状です。

ほうっておくと歯にヒビが入り、歯ぎきを傷つけて歯周病を起こすこともあります。噛む力を弱める目的でボトックス注射をすると、歯ぎしり、歯のぐらつきなどがおさまって、咬筋も小さくなります。

その結果、「小顔になる」という、誰もが喜ぶ副産物がついてくるわけです。

最近、ボトックスより治療効果が長く続く**INNOTOX**を韓国のMedytox社が開発して、医学界で大きな話題になっています。今回はこちらにアワードを認定したいと思います。

Healthy Beauty Selection
美容用品
アワード
★★★
Nagumo Golden Award

オーガニックコットンナプキン ノンポリマー【コットン・ラボ㈱】

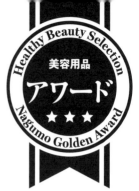

近頃は、赤ちゃんのオムツや、老人の介護用オムツ、女性の生理用ナプキンなど、紙製で利便性の高いものが増えているようです。簡単に取り外しができて吸収力があり、かさばらなくて動きやすいということで、多くの人に受け入れられているのでしょう。

ただ、問題はその素材です。生理用ナプキンについていえば、紙とはいっても、じつはデリケートな肌にあたる部分は、ポリエステルやポリプロピレンなどの化学繊維からできた不織布なのです。

そのせいで、かゆみやムレなどの不快感を訴える人が多く、この状態が続くと、皮膚炎を起こすこともあります。

また、生理用ナプキンに使われている吸水材は、石油が原料の高分子ポリマー。血液を吸収することでジェリー状になったポリマーは、冷えると生理痛の原因になることがあり

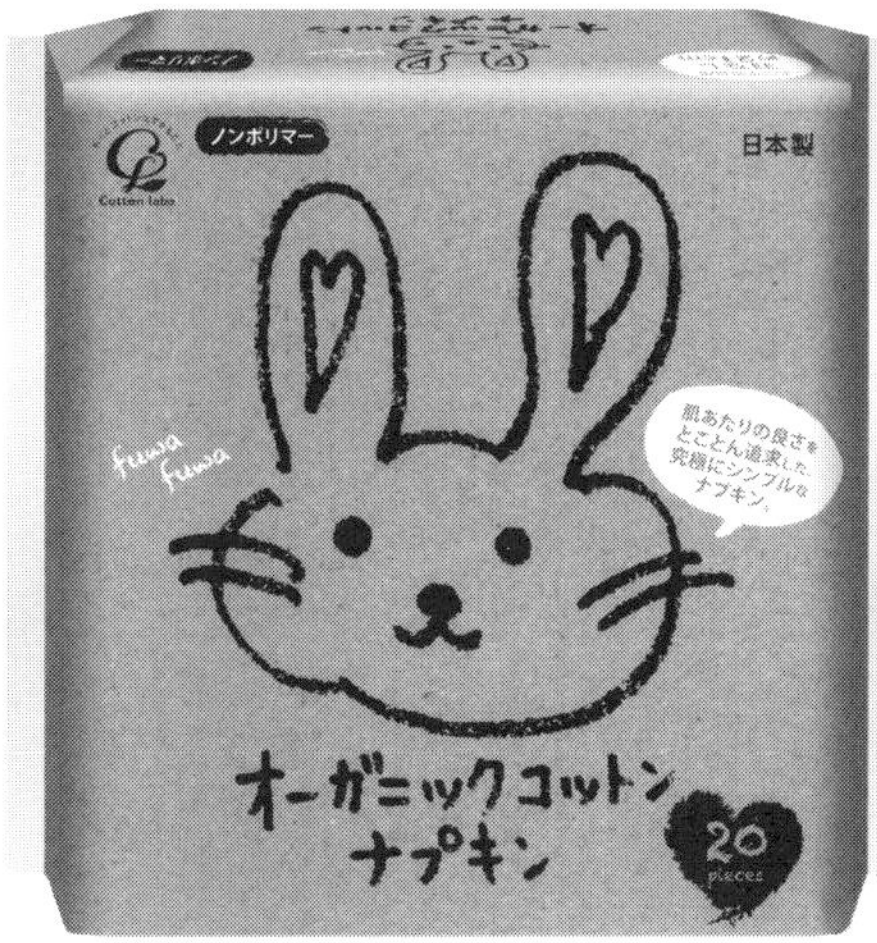

オーガニックコットンナプキン ノンポリマー

ます。

さらにポリマーの吸水力が強ければ強いほど、血をよけいに吸い取り、自然な経血を妨げることにもなるでしょう。

そこで注目したのは、コンビニやドラッグストアでも扱っている**オーガニックコットンナプキン ノンポリマー**。

通気性のよい、無農薬有機栽培のコットンを100％シートに使っているため、肌触りがやさしく、かゆみやムレを起こしにくい使い捨てナプキンです。

なるほど

気になるニオイの原因はなんでしょう？

女性は閉経すると誰でもみな、体の潤いがなくなります。

乾燥性皮膚炎、乾燥性結膜炎、乾燥性口内炎と、体のあちこちで「乾燥」がつく病気にかかりやすくなり、なかでも問題なのは、乾燥性膣炎になって、子宮頸がんを起こしやすくなることです。

私が診ている患者さんの中にも、抗がん剤を投与したりホルモン療法をしたりすることで、年齢は若くても閉経してしまい、膣炎を起こすケースもあります。

健康な女性の膣の中には、「デーデルライン桿菌《かんきん》」という、体の役に立つ善玉菌がいて、常に乳酸を生み出しています。このおかげで膣内は強い酸性に保たれ、外からの悪玉菌の感染を防いでいるのです。この働きを、「膣の自浄作用」といいます。

ところが、加齢や抗がん剤などの影響で、閉経して膣が乾燥すると、この自浄作用が低下して、外からの悪玉菌を防げなくなり、膣炎を起こすのです。おりものの量が増えたり、ニオイが気になるほど強くなったり、血液が混じるようになったりしたら、要注意です。
また、自浄作用の低下は、年齢に関係なく、日頃のストレスからホルモンバランスが崩れたり、無理な生活が続いて体の抵抗力が落ちたり、生活習慣が乱れたりすることで起こることもあります。

女性のみなさんの中にも、おりもののニオイが気になったことがある、という人は結構いるのではないでしょうか。人に言いにくいことだから、今までがまんしていた――そんな方もいるかもしれませんね。一度、アワード認定のケアジェリーやインクリア（144ページ参照）を試してみるといいでしょう。

Healthy Beauty Selection
美容用品
アワード
★★★
Nagumo Golden Award

ケアジェリー【㈱ハナミスイ】

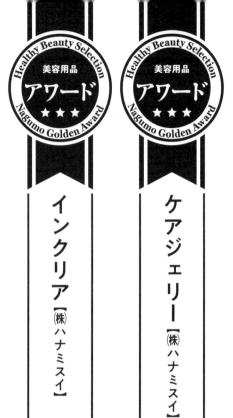

Healthy Beauty Selection
美容用品
アワード
★★★
Nagumo Golden Award

インクリア【㈱ハナミスイ】

皮膚や粘膜は外界からのバリアになっています。そこには常在菌がいて、悪玉菌の侵入を阻止しています。膣の常在菌はデーデルライン桿菌といいます。しかし抗生物質の多用や、更年期における女性ホルモンの減少によって膣の常在菌が減少し、悪玉菌が繁殖してしまうことがあります。

そんなときに、善玉菌を注入して膣内環境を整えようという治療法があります。

子宮の自浄作用が低下した女性たちに（１４２ページ参照）私が勧めているのは、アワ

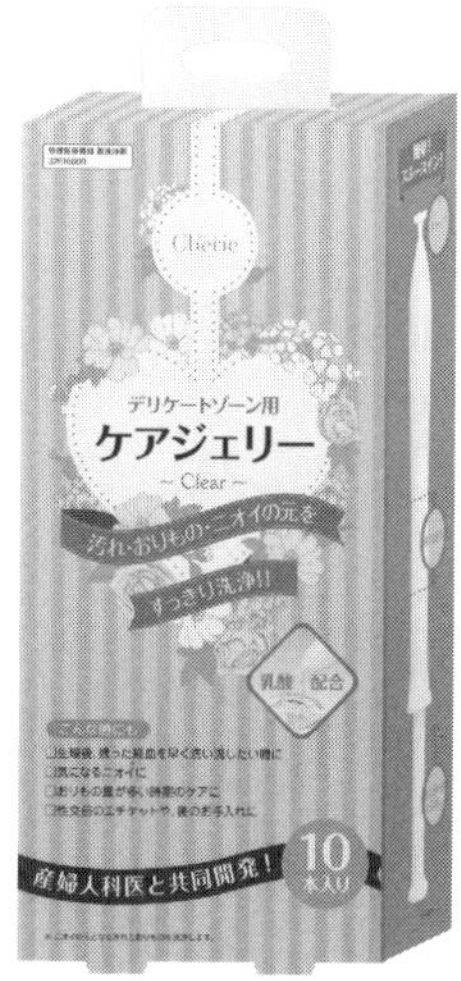

ケアジェリー

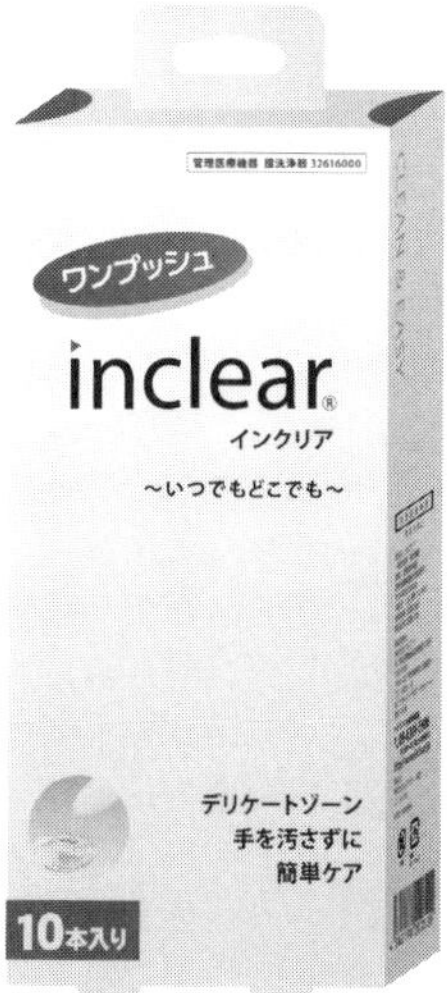

インクリア

ード認定のハナミスイの**ケアジェリー**と**インクリア**です。両方とも産婦人科医との共同開発でできた製品で、タンポンのような形の容器に入っているジェリーを膣内に収めることで、そこにある細菌源を善玉菌に変えてしまいます。

自浄作用が低下した膣に乳酸を与えることで、これまで機能していなかった膣内の日和見菌が善玉菌となって働くようになり、善玉菌本来の役割を果たしやすくすることで、膣内環境を整えてくれるのです。

これらの製品は、一般にはあまり知られていないようですが、じつは女性の方はみなさん関心があります。以前「命の食事フェア」を開いたとき、この商品のブースがあったので、そこにいた方々に紹介したら、人だかりになりました。

実際に使ってみると、子宮のモヤモヤ感がなくなり、気分がスッキリするという感想が多いようです。不快を解消するだけでなく、子宮頸がんを起こさないケアを、普段から心がけていきたいものですね。

第4章

日用品・家電部門アワード

Healthy Beauty Selection
ケア用品
アワード
★★★
Nagumo Golden Award

シャボン玉浴用【シャボン玉石けん㈱】

Healthy Beauty Selection
ケア用品
アワード
★★★
Nagumo Golden Award

手洗いせっけん バブルガード【シャボン玉石けん㈱】

今使っている洗剤はみんな合成洗剤

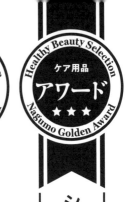

健康な素肌づくりは、みなさんが日常使っている洗剤にかかっているといっても過言ではありません。
きれいにするための洗剤といえば、ハンドソープ、フェイシャルソープ、ボディソープ、シャンプー、台所用洗剤、洗濯用洗剤、床用洗剤……と、私たちは驚くほど多くの洗剤を

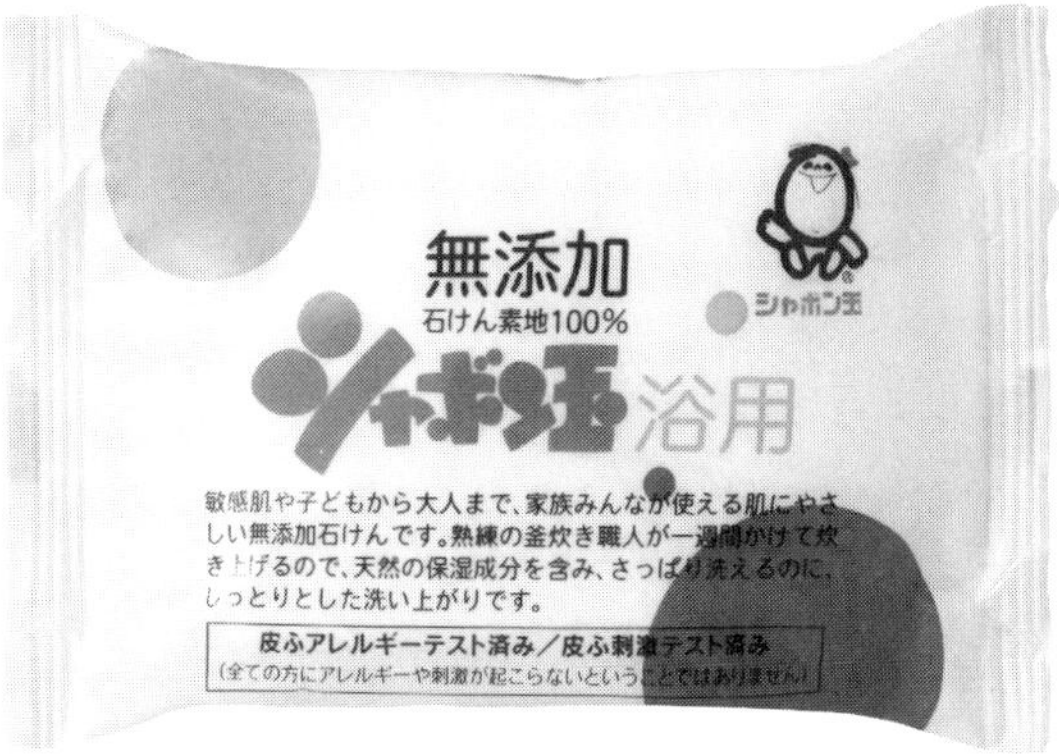

シャボン玉浴用

使っています。

多くの人は、これらはそれぞれ違う成分でできていると思っているようですが、じつは用途こそ違ってはいても、すべて同じ合成洗剤なのです。

ハンドソープ、ボディソープ、シャンプーの成分である「ラウレス硫酸ナトリウム」は、皮膚への刺激がとても強く、皮膚炎のもとになります。

そして、台所用洗剤には、同じ成分が「アルキルエーテル硫酸エステルナトリウム」という名前に替えて使用されているのです（160ページ参照）。

さらに、これらは排水されて河川に流されると、環境汚染の原因になります。河川汚染というと、かつては工場排水がやり玉にあげられましたが、今は家庭から出る生活排水が一番の原因です。

それは、１９９９年に制定されたＰＲＴＲ法（化学物質排出把握管理促進法）で、企業は、特定の環境汚染物質の排出量を国へ報告することを義務づけられるようになって、正確な統計ができるようになったのです。

自然環境だけでなく、生活環境についても目を向けて、私たち一人ひとりが現状を改善していこうという気持ちがあれば、汚染はなくなります。

せっけんに替えていこう！

私は、合成洗剤を一切排除していきたい――そう思い始めた矢先に出合ったのが、アワードに認定した固形せっけんの**シャボン玉浴用**と、液状の**手洗いせっけん バブルガード**です。

これらは香料、着色料、酸化防止剤、ラウレス硫酸ナトリウムなどの合成界面活性剤を使用していない無添加せっけんなので、使っていて肌が荒れることはありません。

それに河川に流れても環境破壊がない。しかも、生活のさまざまな場面のクリーン作戦

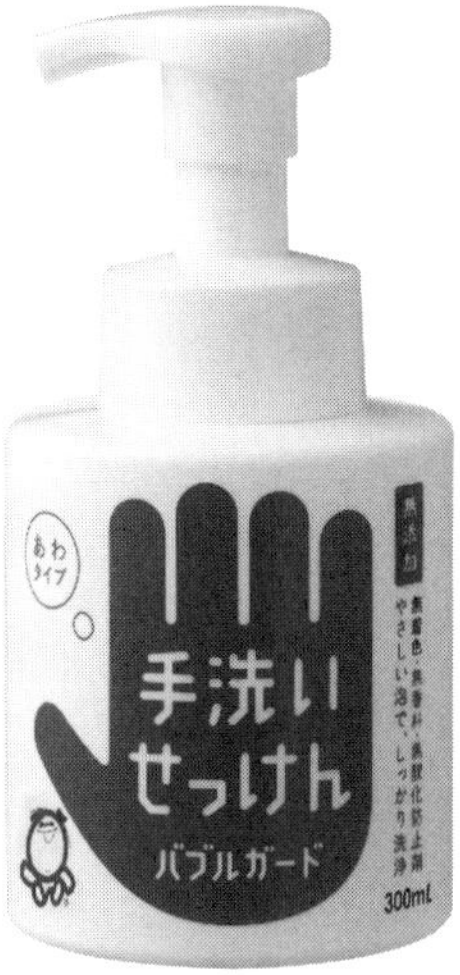

手洗いせっけん バブルガード

を、この2つのせっけんでまかなえるのです。

これまで使っていた数多くの合成洗剤が、たとえばシャンプーで手は洗えないので、それぞれ買いそろえなければならなかったことを考えると、とても合理的かつ経済的です。

私の場合は、固形せっけんで頭も体も洗って、同時に風呂掃除もします。液体せっけんは、手を洗ったり食器を洗ったり洗濯に使ったりしています（160ページ参照）。

Healthy Beauty Selection
ケア用品
アワード
★★★
Nagumo Golden Award

ニュートロジーナ インテンスリペア ボディ エマルジョン【ジョンソン・エンド・ジョンソン㈱】

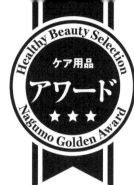

最近はエアコンの影響があってか、冬だけでなく1年中、背中や脚、ひざ、腕、ひじなどがカサカサに乾燥してしまう人が多いようです。

私たちの皮膚は、とくに年齢を重ねていくと、表面の水分を保つ皮脂の分泌量が下がり、乾燥しがちになって、かゆみをともなうことがあります。湿疹が出たり腫れたりしないうちに、日頃から症状に合ったケアをすることが大切です。

そんな肌の乾燥がひどい人向けに開発されたのが、アワードに認定した**ニュートロジーナ インテンスリペア ボディ エマルジョン**。皮膚のかゆみをおさえ、新陳代謝をうながす成分アラントインと、皮膚そのものを活性化させてなめらかにするパンテノールの2つの成分が配合されています。

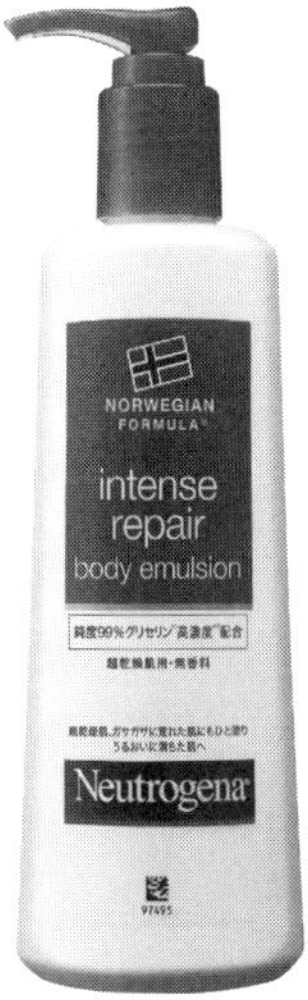

ニュートロジーナ
インテンスリペア
ボディ エマルジョン

また、皮膚に浸透しやすいグリセリンが多く配合されているので、潤いが持続し、塗ったあとにベタつきがないのも特徴です。私は、これを使うと傷の治りがよくなるので、患者さんの傷口にいつも塗っています。

お風呂に入ったあとは、自分の背中にもつけています。

このクリームは、美容師さんや花屋さんなど、水を頻繁に使う仕事をしている人にも評判がいいようです。

Healthy Beauty Selection
ケア用品
アワード
★★★
Nagumo Golden Award

せっけんハミガキ【シャボン玉石けん㈱】

ハミガキ粉はさすがに合成洗剤ではないでしょう――そう思っているみなさんは多いと思いますが、じつはハミガキ粉もほかの洗剤と同じように合成洗剤なのです。

歯を磨いたあとにオレンジジュースを飲むと、口の中がすごく苦く感じるのは、味覚に悪影響が出ている証拠。合成洗剤に入っているラウレス硫酸ナトリウムととても近い成分の「ラウリル硫酸ナトリウム」が入っていて、口の中の環境を破壊し、舌の先にある味蕾《みらい》と呼ばれる味の感覚器に障害を与えることもあるのです。

うがい薬やマウスウォッシュも有害です。口の中にある常在菌を殺すことで、悪玉菌が発生しやすい環境をつくってしまうので、お勧めできません。

とくに抗がん剤の患者さんや口内炎のある患者さんには、合成洗剤の入っていないハミガキ粉を使ってほしいのです。

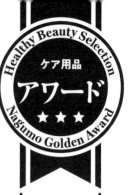

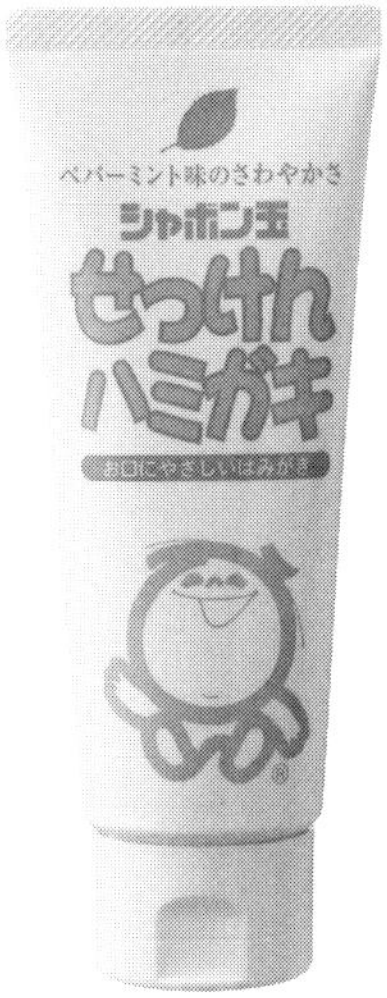

せっけんハミガキ

そこで私は、アワードの**せっけんハミガキ**を推奨しています。これはせっけんでつくられたハミガキ粉で、着色料、防腐剤、ラウリル硫酸ナトリウムなどの合成界面活性剤は一切入っていません。口の中の粘膜に刺激を与えないので、子どもや高齢の人にも安心して使ってもらえます。

私は、これを使い始めてからは、舌がビリビリしてしまうほかのハミガキ粉は使えなくなりました。

Healthy Beauty Selection
ケア用品
アワード
★★★
Nagumo Golden Award

華《か》密《みつ》恋《れん》薬用入浴剤

【㈱カミツレ研究所】

1日の終わりに、お風呂のお湯にゆっくり浸かっていると、疲れがとれて、体がリフレッシュします。そんな大切なひとときを過ごすのに、入浴剤は大切な存在。

最近私がよく使っているのは、アワードに認定した**華密恋薬用入浴剤**です。華密恋とはカミツレからつけた名前で、カミツレは北ヨーロッパ原産のキク科のハーブ、カモミールの和名。西洋では昔からスキンケアとして用いられてきました。

合成香料や合成着色料、保存料などの化学成分は一切使わず、カミツレのエキスをそのままボトルに詰めたこの入浴剤は、湿疹や荒れた肌にも効果的で、その保湿力で乾燥からも肌を守ってくれます。また体を温める効果があるので、冷え性、肩こり、腰痛にも効きます。

華密恋の故郷は、長野県の「花とハーブの町」池田町。カミツレ研究所の創業者が安曇

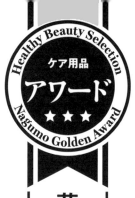

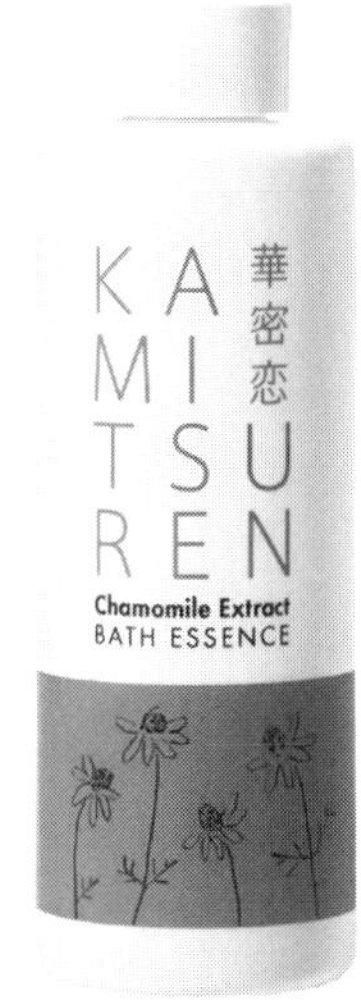

華密恋薬用入浴剤

野の広大な土地にカミツレ畑を開墾して工場をつくり、そこを「カミツレの里」と名づけました。

併設の宿「八寿恵荘《やすえ》」は、日本ビオホテル協会が認定した日本初のビオホテル。食べ物や飲み物からタオル、ベッドリネン、施設の建材や内装まで、すべてオーガニックをめざしたお宿で、心も体もゆったりとカミツレの湯を楽しめます。

自宅でお風呂に入ってカミツレの香りに包まれていると、安曇野の風景が目に浮かぶようです。

Healthy Beauty Selection
ケア用品
アワード
★★★
Nagumo Golden Award

無添加シャボン玉スノール【シャボン玉石けん㈱】

Healthy Beauty Selection
ケア用品
アワード
★★★
Nagumo Golden Award

シャボン玉台所用せっけん液体タイプ【シャボン玉石けん㈱】

洗濯用洗剤をせっけんに替えよう

１４８ページのせっけんのところでも述べましたが、合成洗剤は私たちの体に害を及ぼすだけでなく、自然環境を汚染する原因をつくります。

とくに洗濯用洗剤や台所洗剤は、毎日の使用量が多く、直接肌に触れることが多いので、すぐに切り替えていきたいもの。

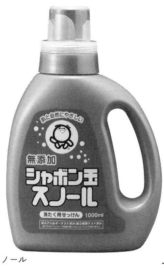

無添加シャボン玉スノール

アワードの**無添加シャボン玉スノール**は、ラウレス硫酸ナトリウムなどの合成界面活性剤を使っていないので、人体にも環境にもやさしいせっけんです。

また蛍光増白剤、漂白剤を用いていないので、これらを使ってはいけない衣服も洗えます。つまり、綿、麻、レーヨン、合成繊維の服も洗え、普段着、おしゃれ着、ベビー服などもオールインワン。

最近は、〝白さ〟や〝香り〟を強調する洗剤や柔軟剤が多く市販されていますが、それは添加剤によるもの。香りが1日中続くということは、その成分が服についているということで、そのせいでアレルギーを引き起こすこともあります。

また、蛍光増白剤は白く見える染料なので、汚れを落とす効果はありません。

今までの合成洗剤になれている人には、洗剤を替えるのに躊躇するかもしれませんが、それが危険なものだとわかれば、使いたくなくなるでしょう。

せっけんは衣類をふんわり仕上げるので、わざわざ柔軟剤を使う必要もありません。せっけんに替えてしばらくしてから合成洗剤を使ってみると、洗い終わった服についた臭いやベッタリとした感触に、あらためて気づく人もいるほどです。

手荒れのもとは酸化防止剤

アワードの**シャボン玉台所用せっけん液体タイプ**も、アルキルエーテル硫酸エステルナトリウムなどの合成界面活性剤、香料、着色料、酸化防止剤を含まない無添加せっけんです。

台所洗剤を使って手が荒れたという話をよく聞きますが、それはエデト酸塩などの酸化防止剤が使われているから。無添加せっけんであれば、天然の保湿成分が含まれているので、1日何回使っても、手の荒れも乾燥もなくて安心です。

私は、鍋などにしつこい油がついているときでも、合成洗剤ではなく固形のせっけんを

シャボン玉台所用せっけん液体タイプ

使っています。

合成洗剤は肌環境と地球環境を乱す汚染物質です。しかも用途ごとに、たくさんの洗剤を購入しなければなりません。

純せっけんだけを用いた「せっけん生活」に替えれば、固形せっけんで顔と髪と体を洗い、液体せっけんで手と食器と服を洗うことができます。

そして、その生活排水は、環境を汚染することがありません。

Healthy Beauty Selection

家電

アワード

★★★

Nagumo Golden Award

クビンスヨーグルト&チーズメーカー【㈱NUC JAPAN】

第1章の甘酒酵素水のつくり方のところ（41ページ）にも登場したように、ヨーグルトメーカーは、発酵食品づくりには欠かせません。健康な体づくりのために、みなさんにはぜひ揃えてもらいたい家電です。

なかでもお勧めしたいのは、アワードに認定した**クビンスヨーグルト&チーズメーカー**。甘酒酵素水やヨーグルトだけでなく、麹、味噌、納豆、チーズなど、さまざまな発酵食品がつくれます。

その特徴は、ほかのメーカー製品は設定温度が最低25℃のものが多い中で、20～65℃と幅広く、いろいろなレシピに対応しているところ。また、保温時間も1～99時間の間で設定できます。発酵食品づくりは、温度と発酵時間の調整がポイントなので、ここは外せない機能です。

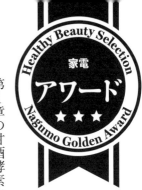

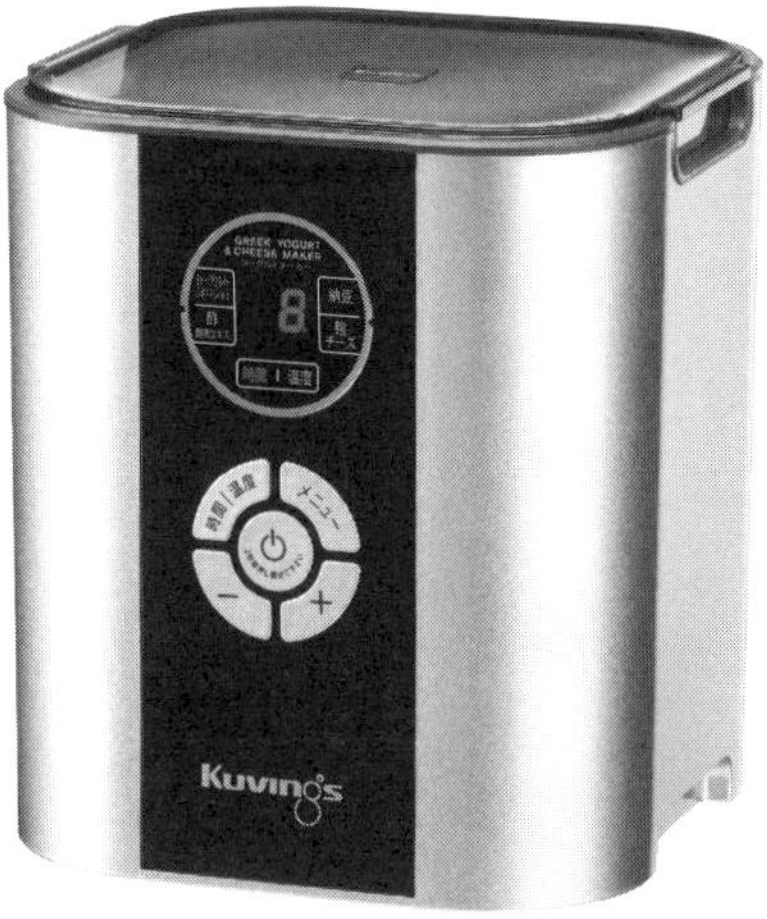

クビンス
ヨーグルト＆チーズメーカー

・甘酒……炊いた米2合と米麹100gと水700ccをミキサーでよく混ぜて、50℃12時間にセットすればできあがり。
・豆乳ヨーグルト……有機豆乳1リットルに甘酒酵素水の素1包を入れて、37℃12時間にセットすればできあがり（100ページ）。
・味噌……ゆで大豆か蒸し大豆200gに米麹100gと塩小さじ1杯を入れてミキサーでよく混ぜて、50℃12時間にセットすればできあがり。
体にいいものを楽しく簡単につくって、おいしく味わう――それが料理の基本です。

Healthy Beauty Selection
家電
アワード
★★★
Nagumo Golden Award

ソーダストリーム
【ソーダストリーム㈱】

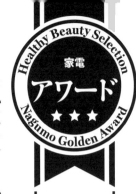

お風呂やシャワーからあがったら、ビールで一杯――ビール好きにとっては、たまらないひとときでしょう。

でも、糖分の多いビールの飲み過ぎは、メタボのもと。そこで、あのシュワーッとくる喉ごしがいいという人に勧めたいのが、アワード認定の**ソーダストリーム**でつくる炭酸水です。

つくり方は簡単。いつも飲んでいる水を用意して専用容器に入れ、本体にセットしてプッシュボタンを押せばできあがり。押す回数で炭酸の強さを調整できます。

市販の炭酸水と比べると、５００㎖が約18円でできて、よけいなペットボトルのゴミ捨てもなし。経済的なだけでなく、環境配慮の意味でもお勧めです。

脱水症や熱中症予防に水分補給は欠かせませんが、ただの水では1日分の水を飲むのは

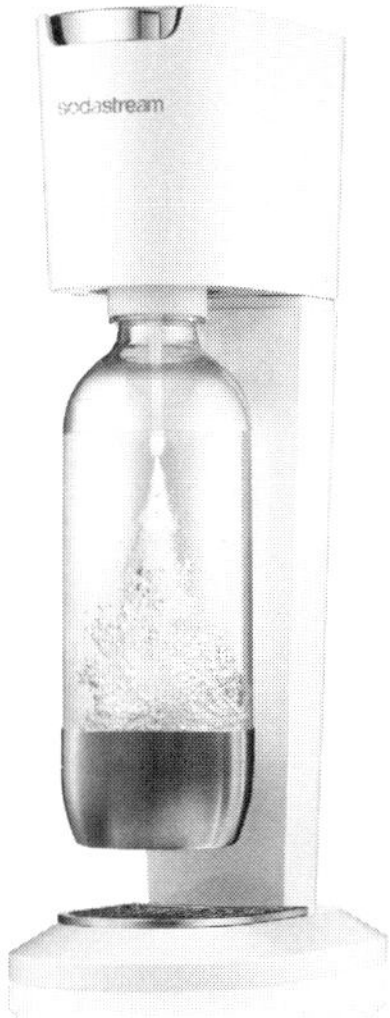

ソーダストリーム

なかなかむずかしいもの。でも、このソーダストリームでつくったできたての炭酸水であれば、おいしく飲むことができます。

また、炭酸水は洗顔にも効果的です。炭酸水の温泉もあるように、水の代わりにゆすぎに使えば、気泡が皮脂や角質などのタンパク質でできた汚れを浮かせて取り除いてくれます。

さらに気持ちがいいのは、ヘッドスパ。夏の暑いときなどに頭にかけてマッサージすれば、頭皮の汚れが落ちるのと同時に、血流がよくなって健やかな髪が育ちます。若返りに効きますね。

Healthy Beauty Selection
家電
アワード
★★★
Nagumo Golden Award

Vitamix（バイタミックス）【㈱アントレックス】

41ページにある甘酒酵素水をつくるのには、雑穀米を使うので、硬いものでも粉砕できるミキサーが必要です。分量も多くほしいので、容量の大きいミキサーがほしいと思っていたところに見つけたのが、アワードに認定した**Vitamix**です。

一般的なミキサーよりパワーが3～5倍強く、中についている羽根型のブレードが、ハンマーで砕くように具材を叩きつぶす仕様になっているので、野菜や果物の皮や硬い種も、栄養をのがさずになめらかな状態にします。また、回転が速いので、その摩擦熱で温かいスープもできます。

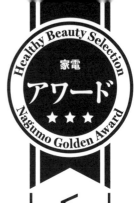

私はこれで甘酒酵素水をつくっていますが、果物からお酢をつくることもあります。柿のシーズンには、皮のまま4つに切って種を取り除き、そのままバイタミックスに20切れ、30切れと、容量オーバーにならないように入れて、ジュースにします。そこに乳酸

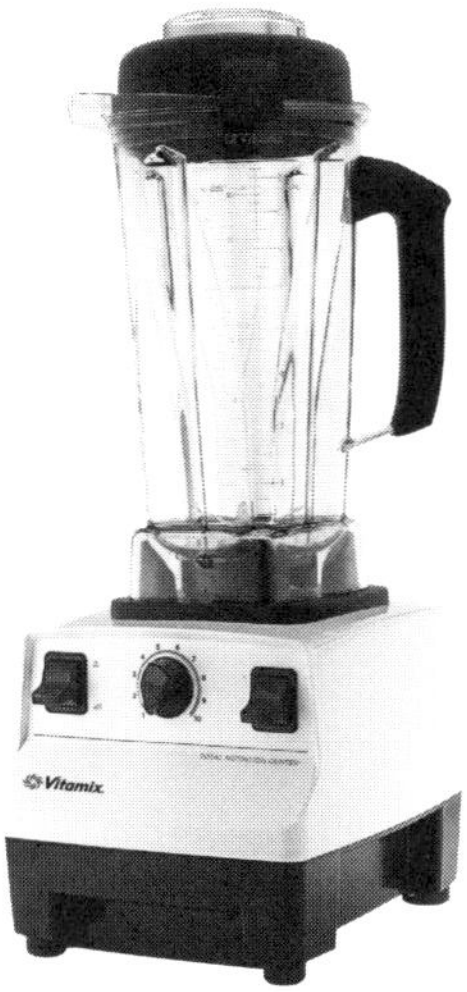

Vitamix

菌やイースト菌を入れれば、柿酒ができます。

さらに、それを空気に触れさせるように広口の器に入れておくと、アルコールが空気中の酢酸菌によって酢になり、これで柿酢のできあがりというわけです。

柿酢にはカリウム、ポリフェノール、ビタミンが豊富に含まれていて、血圧を下げたり心臓病を予防したりするだけでなく、二日酔いや疲労の回復にも役立ちます。

バイタミックスには、「もはやミキサーではなく、健康用品」という売り文句があるほどで、私はとても重宝しています。

Healthy Beauty Selection
家電
アワード
★★★
Nagumo Golden Award

BONIQ（ボニーク）【㈱葉山社中】

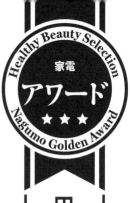

最近、「低温調理」が評判です。低温で時間をかけて行う調理法で、主に肉に使います。一般的な家庭で肉料理をする場合、時間をかけて高温で調理をすると、肉が固くておいしくなくなること、よくありますよね。これは、80℃以上の熱を加えると、細菌は繁殖しなくなる代わりに、タンパク質を分解する酵素が働かなくなり、肉が固くなるからです。
この酵素が一番よく働く温度は、だいたい30～50℃。ところがこの温度だと、細菌は繁殖しやすくなってしまいます。そこで、酵素が一番よく働いて、細菌が繁殖しない60℃くらいで行う低温調理が理想的なのです。
そうすると、たとえばタンパク質はアミノ酸に、でんぷんは糖に変わり、消化吸収しやすくなるとともに、肉の中の繊維質が分解されて、とても食べやすい歯ごたえになります。
この低温調理を簡単に実現させたのが、アワード認定のBONIQ。使い方は――フリー

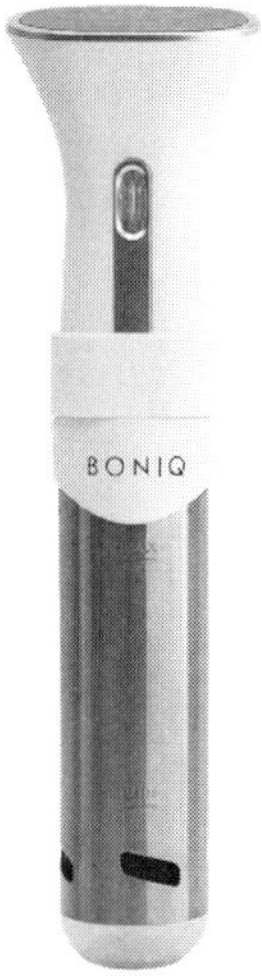

BONIQ

ザーバッグに塩などの下味をつけた肉や、好みによっては香味野菜、タマネギ、ニンニクなどを入れて食材は準備完了。

あとは水を入れた鍋に、時間と温度を設定したボニークをセットし、フリーザーバッグの食材を入れてスイッチオン。これだけで、家庭でつくったとは思えない肉料理ができあがります。

火を使わないので、外出前や就寝前にセットしておけば、食べたいときにおいしい肉が食べられるのも便利。大小どんな大きさの鍋にもセットできる点も、評価します。

Healthy Beauty Selection
家電
アワード
★★★
Nagumo Golden Award

ルンバ980【アイロボット社】

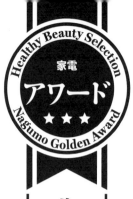

私たちは普段気づかなくても、家の中をあらためて見渡してみると、体に悪影響を及ぼすものであふれています。たとえば私たちの生活と切っても切れない関係にあるハウスダストには、アレルギーの原因となるアレルゲンがあって、夏期過敏性肺炎やアトピー、老人性皮膚炎を引き起こします。また、カビにはアフラトキシンという強力な発がん物質が含まれています。

健康な体のためには、きれいな生活環境づくりが不可欠です。ハウスダストやカビのない清潔な環境をつくってこそ、健康づくりは始まります。

清潔な生活環境＝掃除となると、まず思い浮かぶのは掃除機でしょう。私は、自宅でもオフィスでも、アワード認定の**ルンバ980**を使っています。それは、今人気のあるヨーロッパの掃除機メーカーのものと比べても、家の中をかなり清潔にできるからです。寝る

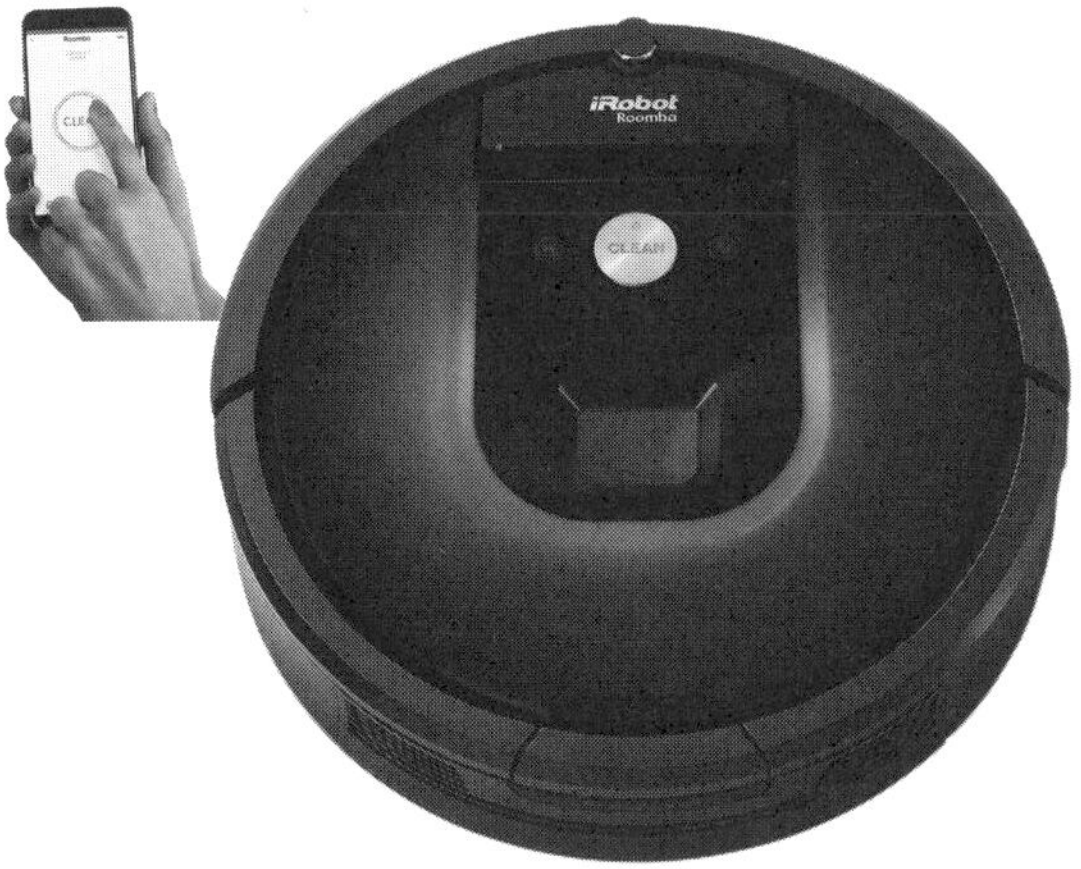

ルンバ980

前にスイッチを入れておけば、ルンバの中に組み込まれた多彩なセンサーが部屋の中の状況を察知して、汚れた部分をより入念に、余すところなく掃除してくれます。

このルンバの頭脳と技術の大元は、世界の戦地で使われている地雷探知ロボットや、東日本大震災での福島第一原子力発電所の事故で、放射線量測定などに使われたロボットのために開発されたもの。それを知れば、ルンバのすぐれた機能も納得できるでしょう。

オフィスのパソコンのケーブルがたくさんあるデスクの下もきれいに掃除してくれるルンバは、ゴールデンアワードです。

Healthy Beauty Selection
医療機器
アワード
★★★
Nagumo Golden Award

FreeStyle リブレ【アボットジャパン】

食事をすると、炭水化物に含まれる糖質は、消化されてグルコース（ブドウ糖）になり、血液中から体全体の細胞に取り込まれてエネルギー源となります。「血糖」とはこの血液中のグルコースのことで、「血糖値」とはその量をいいます。

血糖値は、食事で炭水化物をとると高まり、運動してグルコースがエネルギーとして消費されると低下します。健康な人は血液中の血糖を取り込んだり、血糖を下げるインスリンなどのホルモンが働いたりして、このサイクルをうまくコントロールしているのです。

糖尿病の患者さんは、そのインスリンの働きが不十分なために、血糖値が常に高くなっていて、ほうっておくと全身に合併症をもたらすことになります。

治療法は、食事や運動による血糖値の低下やインスリンの投与ですが、これまで血糖値のデータは医療機関でしかとれませんでした。

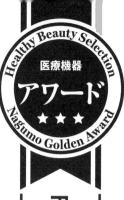

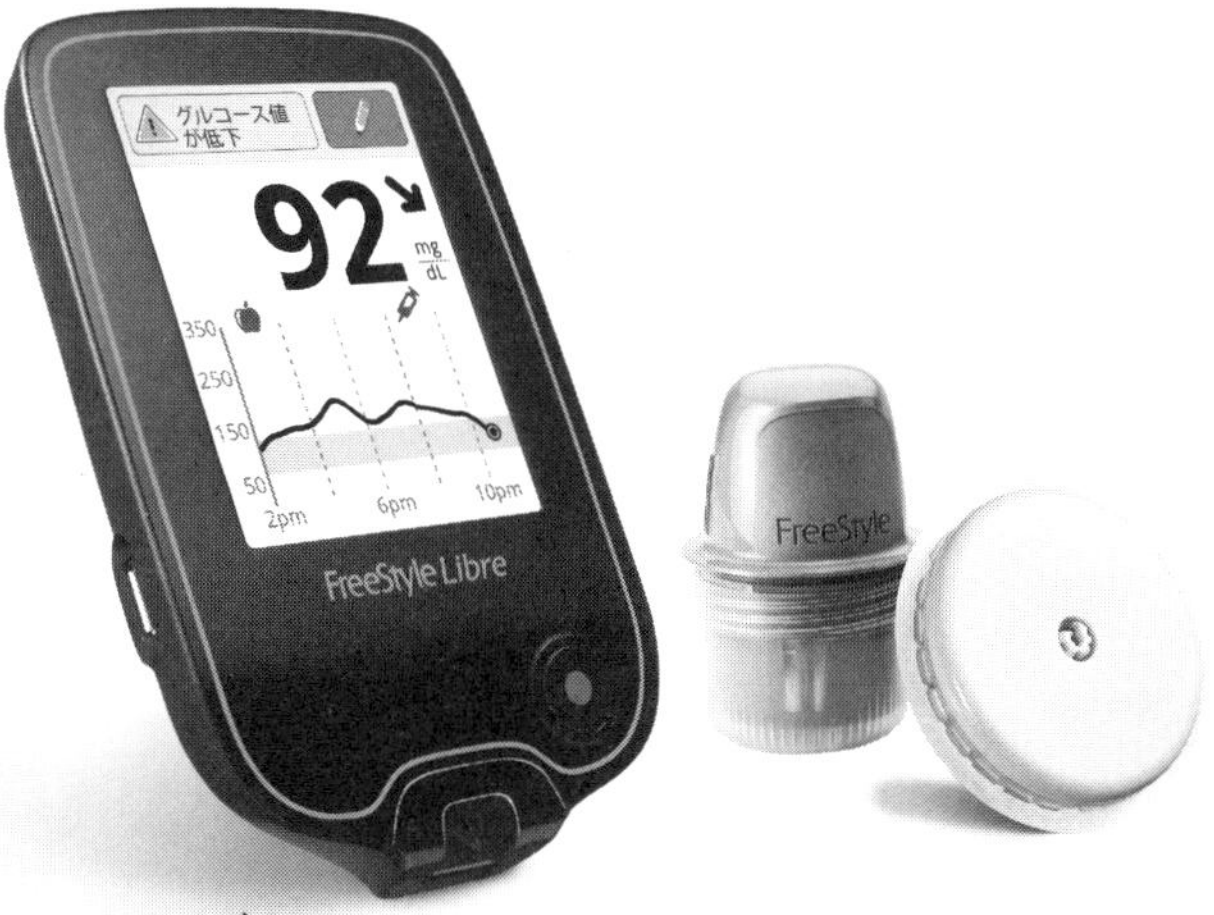

FreeStyleリブレ

そこで登場したのが、自分で血糖値を測定できる**FreeStyle リブレ**。腕に５００円玉大のセンサーを装着し、それに本体をかざすと血糖値が測定できるもので、２０１７年に保険適用になっています。

これを14日間連続で装着すると、その間の食事や運動、ストレスなどによる血糖値の変化を知ることができるので、医師だけでなく患者さんにとっても、より適切な治療ができるようになりました。

私は医師として、どのような食事や行動、ストレスなどが血糖値に影響を与えるかを知るためにリブレを装着しています。糖尿病の予備軍、低糖質ダイエットをする方々にもぜひ使ってもらいたい医療機器です。

Healthy Beauty Selection
医療機器
アワード
★★★
Naguno Golden Award

ファミドック／イージーテム

【原沢製薬工業㈱】

体温には体表温（表在体温）と深部体温（中心体温）があります。正確に計りたいのは深部体温です。

これまでは、麻酔中の体温管理をするときに、深部体温は肛門にセンサーを挿入する直腸温で計測していましたが、最近の麻酔科医は額などの皮膚や耳にあてるだけで計れる**イージーテム**を使っています。

私はこれを枕元に置き、常に体温を計っています。夕食後に布団に入り、手足がほてった状態で体温を計ると、額は36・5℃、手のひらは37℃、鼓膜は37・5℃と、1℃近くの差があることがわかります。冷え性で低体温だという人でも、実際に鼓膜温を計ると37℃以上あることが多いのです。

簡易版の**ファミドック**という体温計もあって、値段はイージーテムの約半額です。

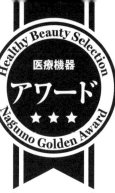

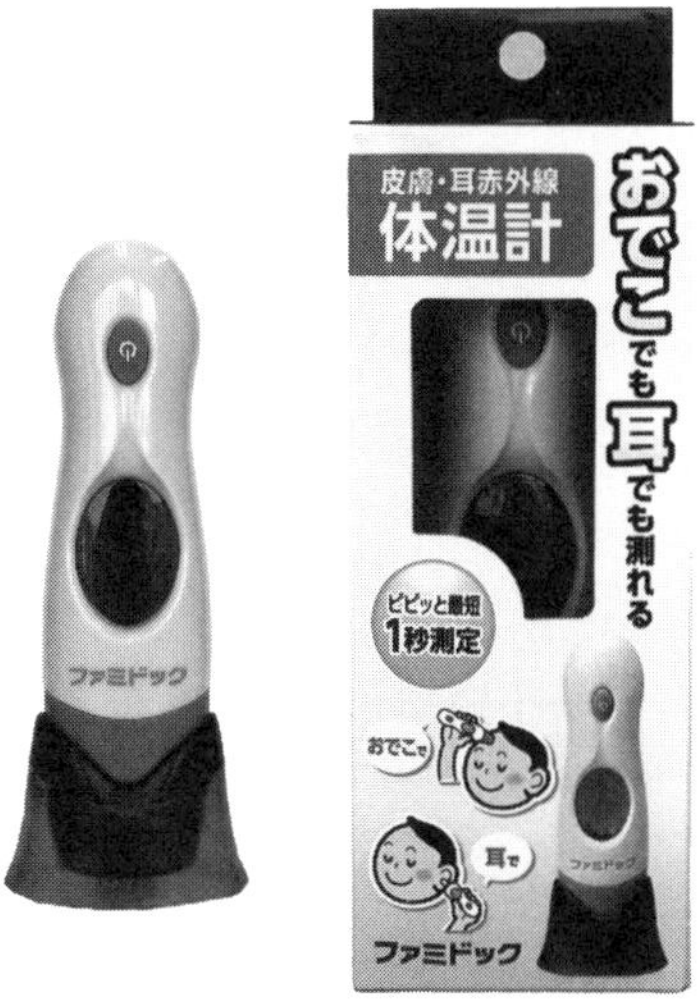

ファミドック

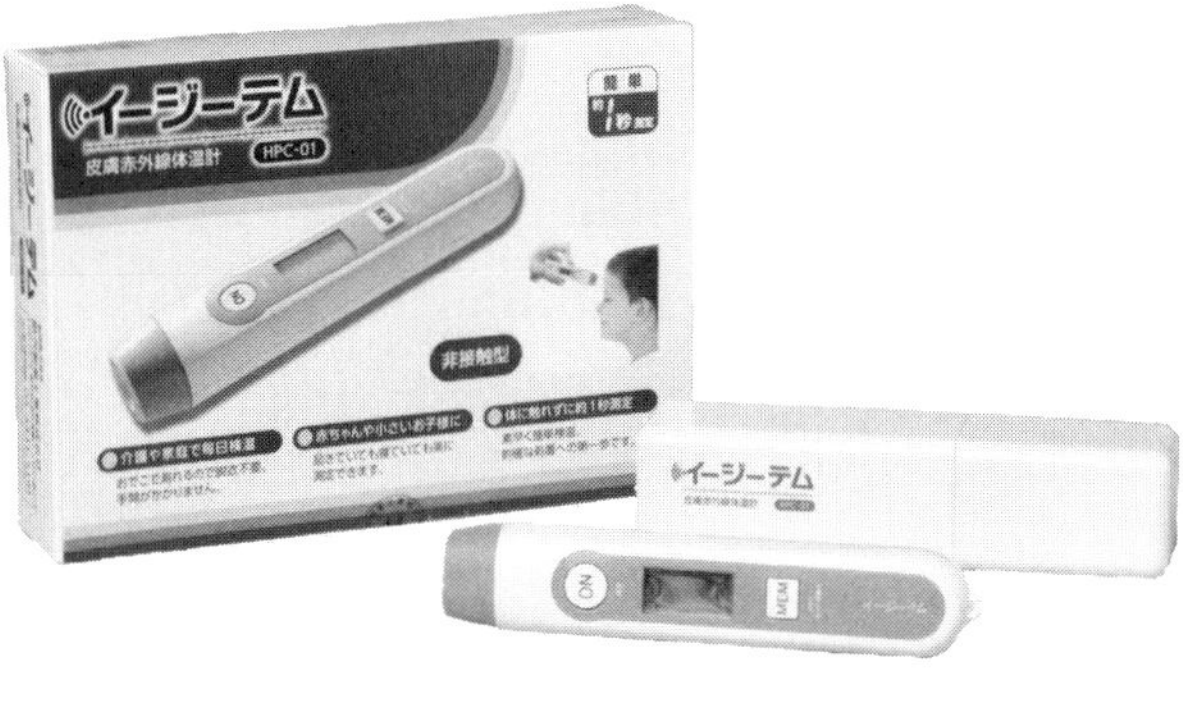

イージーテム

◎おわりに

1970年代、アメリカの生物学者アンセル・キーズは、世界7カ国共同研究を発表しました。この中で彼は、地中海地方では欧米に比べて心筋梗塞の死亡率が少ないことを示し、地中海食を提唱しました。

高脂肪食による血中コレステロールの増加が動脈硬化を招き、心筋梗塞の原因となるとしたのです。

その結果、「牛や豚の肉は減らして、卵は週に3個まで、バターの代わりにマーガリンやオリーブオイルなどの植物性脂肪、パンやパスタやポテトなどの炭水化物を毎日とる」という低脂肪・高炭水化物の地中海食が50年もの間、栄養学の常識となったのです。そして今日まで、多くの研究が地中海食や低脂肪食やオリーブオイルの有用性を肯定し続けたのです。

しかしアンセル・キーズの死後、じつはオリーブオイルをほとんどとっていなかった日本や中国のほうが、地中海地方よりも心筋梗塞の死亡率が低かったというデータが、意図的に削除されていたことが判明したのです。

ここ数年で、栄養学の世界では大きなパラダイムシフト（常識がひっくり返ること）が起きました。

・カロリーの高い脂肪よりもカロリーの低い糖質のほうが太るので、カロリー制限よりも糖質制限が有用。カロリー表示よりも糖質量の表示が重要。

・オリーブオイルは血中のコレステロール値を下げるというが、コレステロール値は高いほうが長生き。食事中のコレステロール制限も必要ない。

・植物油でもオメガ6のサラダ油は炎症や血液凝固をきたす。加熱するとさらに危険。加熱するならバターやラードのような動物性脂肪のほうが安全。

にもかかわらず、食料品店の陳列棚を見ると、「低脂肪」「低コレステロール」「低カロリー」など、いまだに前時代的な宣伝文句が並んでいます。そして「糖」「塩」「小麦粉」「植物油（オメガ6）」「調味料アミノ酸など（化学調味料）」などの危険な原料が使われています。

このままでは、肥満・糖尿病、心筋梗塞・脳梗塞、がん、認知症は増えるばかりです。

一部のマスコミでは「食べてはいけない危険な食品」の特集も散見しますが、それだけでは消費者は何を食べればいいのか判断できません。

そこで今回、医師の立場から、そして新しい栄養学の立場から、優れた食品を推奨することにしました。推奨は食品にとどまりません。各種の美容商品についても、実際に自分が試してみました。その結果、安全性・有効性・持続性のあるものが最終的にこの本に掲載されたのです。

「悪貨が良貨を駆逐する」のが世の常ですが、この本がきっかけになって企業の意識が変わることを期待します。

どの企業も、せめて1品ぐらい本当によい製品を生産販売したいはずです。その開発力もあるはずです。よいものが正当に評価され、徐々に市場を占め、「良貨が悪貨を駆逐する」こと、それが私の提唱する「一社一品運動」です。

来年も再来年もこの本が改訂され、多くの優れた商品をこの世に紹介し続けることができれば、倍増したがん死亡率はきっと半減することでしょう。それが私の願いです。

著　者

命の食事プロジェクト

大切な人をがんから守るために

早期発見・早期治療だけを唱えていたら、がん死亡者はさらに増え、この国は滅びます。発がん原因のトップは「食生活」です。いまこそ生産者も消費者も一体となって、悪い食品は「買わない、売らない、作らない」の考え方を国民運動として広げ、「おいしそうな」食品から「体によさそうな」食品へ変えていかなければなりません。

しかし誤った医学常識では、何が体によくて悪いのかの判断は困難です。そこで新しい医学的見地に立って、がん予防に有効な「３つの命の食事」「３つの命の生活」を提唱し、これを広める活動を展開しています。

その一環として、本書のような出版や講演会もありますが、次のような「学びの場」も設けています。

「命の食事アドバイザー」認定講座

「命の食事認定アドバイザー」は、一般社団法人命の食事が認定する資格です。その使命は、これからの30年でがんの死亡率を半減させるために「命の食事プロジェクト」メンバーを増やして、その理解と実践を広めていくことです。

▼対象者

・医療従事者
・がん患者とその家族
・食品事業関係者
・自治体など健康推進事業関係者
・健康への意識が高い方
・健康長寿を目指す方

▼学習内容

・がんにならないための「命の食事・命の生活・命の医療」、すなわち食事と生活術、最新の医療情報の理解。
・自分の大切な人ががんにならないための食事・生活の指導。

▼学習方法

・e ラーラング／通信講座／通学講座
認定試験は、年２回、東京と大阪で実施しています。
詳しくはＨＰをご覧ください。https://inochinoshokuji.or.jp/

一般社団法人命の食事（代表 南雲吉則）
〒102-0075 東京都千代田区三番町 3-10 TEL.03-6256-9661

●**FORIVORA(フォリボラ)TeaBagCoffee**　コウセイ産業㈱／0120-976-174
●**吉助〈赤〉芋麹焼酎**　霧島酒造㈱／0986-22-8066

第3章

●**CaMg(カルマグ)300**　㈱日本機能性医学研究所／03-6427-7654
●**VD1000**　㈱日本機能性医学研究所／03-6427-7654
●**高麗紅参茶ゴールド**　㈱高麗貿易ジャパン／0120-930-286
●**バイオリンク**　クロレラ工業㈱／0120-819-655
●**仁丹**　森下仁丹㈱／0120-181-109
●**あじかん焙煎ごぼう茶**　㈱あじかん／0800-100-7050
●**たもぎ茸の力**　アルフレッサヘルスケア㈱／03-3639-6281
●**あじかんのおいしい青汁(焙煎ごほう入)**　㈱あじかん／0800-100-7050
●**南雲湯**　山本漢方製薬㈱／0568-73-3131
●**効酸果**　㈱アビオス／0120-441-831
●**ラピッドラッシュ(まつげ用)**　ベリタス販売㈱／0120-61-5554
●**クリスタルネイルシャイナー**　㈱東京企画販売／042-341-1122
●**チェントンツェエキストラバージンオリーブオイルヘアクレンジンク**
㈱味とサイエンス／0120-523-524
●**リアップX5プラス**　大正製薬㈱／03-3985-1800
●**オーガニックコットンナプキン ノンポリマー**　コットン・ラボ㈱／
0893-25-5141
●**ケアジェリー、インクリア**　㈱ハナミスイ／03-6304-5986

第4章

●**シャボン玉浴用**　シャボン石けん㈱／0120-4800-95
●**手洗いせっけんバブルガード**　シャボン石けん㈱／0120-4800-95
●**ニュートロジーナインテンスリペアボディエマルジョン**
ジョンソン・エンド・ジョンソン㈱／0120-101110
●**せっけんハミガキ**　シャボン石けん㈱／0120-4800-95
●**華密恋薬用入浴剤**　㈱カミツレ研究所／0120-57-8320
●**無添加シャボン玉スノール**　シャボン石けん㈱／0120-4800-95
●**シャボン玉台所用せっけん液体タイプ**　シャボン石けん㈱／
0120-4800-95
●**クビンスヨーグルト&チーズメーカー**　㈱NUC JAPAN／0120-816-861
●**ソーダストリーム**　ソーダストリーム㈱／0120-286-230
●**Vitamix(バイタミックス)**　㈱アントレックス／0120-813-321
●**BONIQ(ボニーク)**　㈱葉山社中／045-550-4847
●**ルンバ980**　アイロボット社／0120-046-669
●**ファミドック、イージーテム**　原沢製薬工業㈱／03-3441-5191

お問い合わせ先(掲載順)(商品名/社名・団体名/電話番号)

第1章

●**恒順香酢8年熟成**　日本恒順㈱/0120-502-844
●**坂元のくろず**　坂元醸造㈱/0120-207-717
●**信州青木生の生(赤)**　㈱マルモ青木味噌醤油醸造場/0120-21-6259
●**メグデュカ**　㈱メグカンパニー/011-206-0902
●**しおナイン**　トイメディカル㈱/096-288-5920
●**有機えごま油**　㈱味とサイエンス/0120-523-524
●**アマニ油プレミアムリッチ**　日本製粉㈱/0120-184-157
●**サチャインチオイル**　研光通商株式会社/03-6820-8086
●**セシル無香ココナッツオイル**　㈱味とサイエンス/0120-523-524
●**ニュージーランド牧草牛**　SaitoFarm麻布十番/03-6804-2984
●**阿蘇のあか牛**　熊本県畜産農業協同組合連合会/096-365-8833
(ミートショップカウベル)　096-365-9464(レストランカウベル)
●**うつくしまエゴマ豚**　うつくしまエゴマ豚普及推進協議会/
024-573-0514
●**命の食事雑穀玄米**　㈱ライスアイランド/03-5220-7788
●**ラブリーテフパウダー**　TOWACORPORATION㈱/050-3656-8087
●**有機蒸し大豆**　㈱大豆デイズ/0800-100-8682
●**ホワイトチアシード**　㈱サンヘルス/03-3271-8381
●**仁丹の食養生カレー**　森下仁丹㈱/0120-181-109
●**ZENPASTA(ゼンパスタ)**　マルフク食品㈱/0120-930-138
(繋がらない場合は059-331-3061)
●**ベジデコサラダ**　ベジデコサラダラボ/052-753-7775
●**神バナナ**　神バナナ㈱/099-356-5575
●**レストランリセラリナーシェ**　ドクターリセラ㈱/06-6225-7368

第2章

●**無添加ミックスナッツ**　いきいきネット㈱/03-5206-5221
●**ベジップスさつまいもにんじんかぼちゃ**　ナチュラルローソン/
0120-07-3963
●**VITALONGA(ビタ・ロンガ)CHOCOLATE**　㈱ファイン/0120-056-356
●**キシリトールガム**　㈱ロッテ/0120-302-300
●**甘栗むいちゃいました**　クラシエフーズ㈱/0120-202903
●**ResetTime(リセットタイム)**　㈱ｉ・ライフソリューションズ/
0120-1132-41
●**リセラウォーター**　ドクターリセラ㈱/0120-189-189
●**爽健美茶**　コカ・コーラボトラーズジャパン㈱/0120-308509
●**有機豆乳**　スジャータめいらく㈱/0120-668833
●**カフェラテ**　㈱ローソン/0120-07-3963

南雲吉則（なぐも よしのり）

●1955年生まれ。ナグモクリニック総院長、医学博士、日本乳癌学会専門医。東京慈恵会医科大学を卒業後、東京女子医科大学、癌研究会附属病院を経て東京慈恵会医科大学第一外科乳腺外来医長。1990年医療法人社団ナグモ会ナグモクリニックを開設。
●バストの美容・健康・機能を守る乳がん手術、乳房再建術を専門とし、がんから命を救う食事と生活の指導・講演にも力を注ぐ。2016年に一般社団法人命の食事を立ち上げ、正しい食事、正しい生活、医療でがん発症率を半減させる「命の食事プロジェクト」を推進中。
●著書に『ドクター南雲の部屋とからだのお掃除術』（WAVE出版）、『飲むだけ！みるみる若返る！ 甘酒酵素水』（宝島社）、『がんを寄せつけないからだを作る 命の食事 最強レシピ』（ワニブックス）、『命の食事シリーズ 明るく前向きになれる乳がんのお話100』（主婦の友社）『大切な人をがんから守るため 今できること 命の食事』（主婦の友社）、『Dr.南雲のがんや生活習慣病に負けない 干しゴボウ健康術』（日経BP社）、『エゴマオイルで30歳若返るレシピ』（河出書房新社）、『やせたければ「いい油」オメガ3を摂りなさい』（主婦と生活社）などがある。

Dr.南雲の これが本物だ！ 食品から美容・家電まで

2018年7月30日 第1版第1刷発行

著 者 南雲吉則
発行者 玉越直人
発行所 WAVE出版
〒102-0074 東京都九段南3-9-12
TEL.03-3261-3713 FAX.03-3261-3823
振替 00100-7-366376
E-mail:info@wave-publishers.co.jp
http://www.wave-publishers.co.jp

印刷・製本 萩原印刷

© Yoshinori Nagumo 2018 Printed in Japan
落丁・乱丁本は送料小社負担にてお取り替え致します。
本書の無断複写・複製・転載を禁じます。

NDC 597 184p 19cm
ISBN978-4-86621-162-6

WEVE 出版　既刊

還暦過ぎでも 30 代にしか見えない南雲吉則先生。
からだも心も健康になって
若返る掃除＆シンプルライフ術！

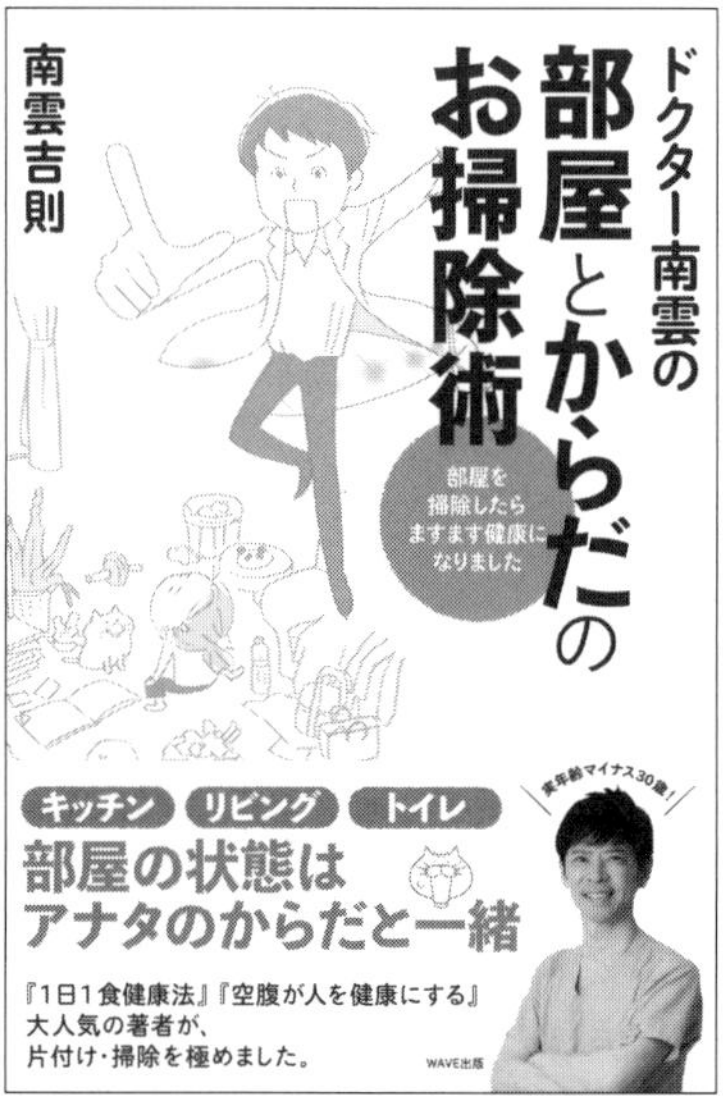

『ドクター南雲のからだと部屋のお掃除術
〜掃除をしたらますます健康になりました』
南雲吉則 著　価格1300円＋税　A5並製　144P

独自のアンチエイジング法で人気の南雲先生が、今たどり着いたのは片付けと掃除。メタボな人は、暮らしもメタボ。「部屋（体外環境）とカラダ（体内環境）は同じなんです」、と南雲先生。

本書では、健康な体とクリアな思考で、幸せな毎日を送る人が習慣にしているカラダと暮らしの磨き方をまるごと紹介。今すぐ実践できて、とても簡単な、ドクター南雲の暮らしのお作法。みなさんも、体外環境と体内環境の断捨離、はじめませんか？